SMART FASTEN

Alles rund um den bewussten Nahrungsverzicht

INHALT

KLASSISCHE FASTENFORMEN

NEUE FASTENFORMEN

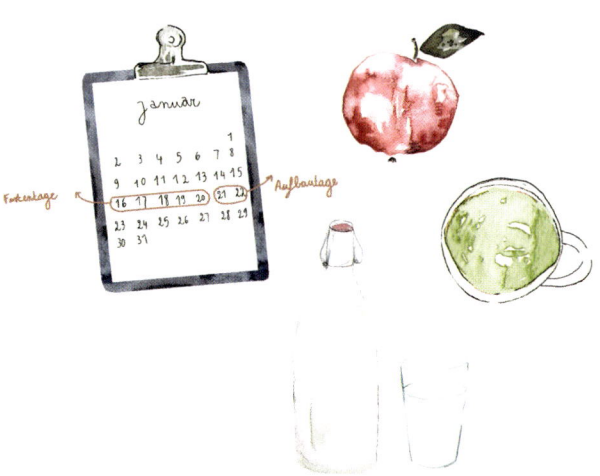

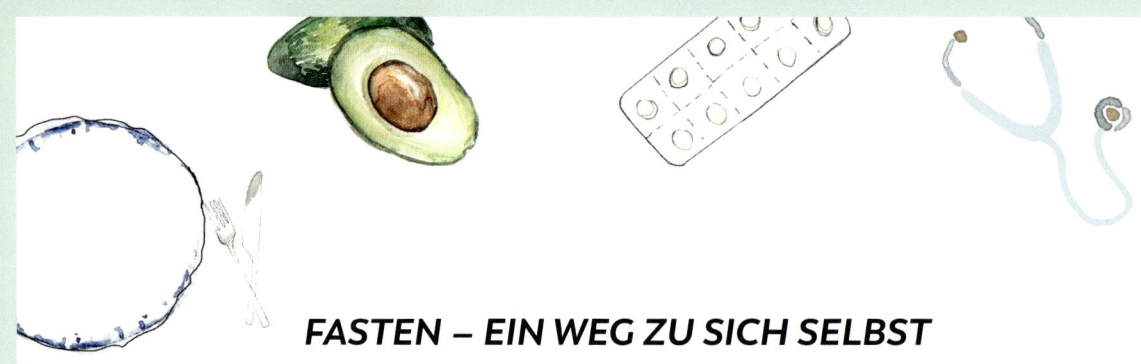

FASTEN – EIN WEG ZU SICH SELBST

Der Begriff „Fasten" ist in aller Munde, der freiwillige Nahrungsentzug auf Zeit ist heute populärer denn je. Entscheidend bei diesem Verzicht auf feste Nahrung und Genussmittel für einen bestimmten Zeitraum ist die Komponente der Freiwilligkeit: Im Gegensatz zum Hungern hat Fasten nichts mit Mangel und Entbehrung zu tun. Im Gegenteil: In einer Gesellschaft, in der es ein ständiges Überangebot von allem gibt – zu viele Informationen, zu viele Möglichkeiten, zu viel Stress, zu viel Essen – wird Verzicht zum höchsten Gut. Auch die meisten Zivilisationserkrankungen wie Übergewicht, Bluthochdruck, Diabetes oder Herz-Kreislauf-Erkrankungen und ihre rapide Zunahme in den westlichen Industrienationen begründet sich auf dieses ungesunde Zuviel, vor allem, was Zucker, Fett, Fleisch, Fertiggerichte, Softdrinks und Alkohol angeht.

Dabei ist die Idee des Fastens nicht neu. Fastenperioden gab es schon immer in der Geschichte der Menschheit, daher ist der menschliche Stoffwechsel seit Urzeiten daran gewöhnt, sich auf Zeiten ohne Nahrung einzustellen. Noch bevor es Ackerbau und Viehzucht gab, kam es aufgrund der Jahreszeit oder des Klimas regelmäßig zu längeren Zeiträumen mit Nahrungsengpässen. Der menschliche Körper überstand diese Hungerperioden, indem er in guten Zeiten Energiereserven in Form von Fettdepots anlegte, die bei Bedarf mobilisiert werden konnten. Diese Fähigkeit, gespeicherte Nahrungsenergie zu nutzen, stellt eine biologische Notwendigkeit zum Überleben dar.

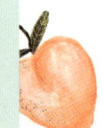
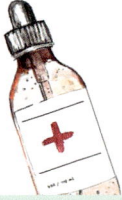
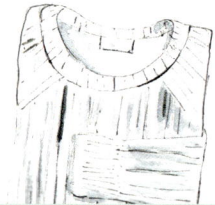
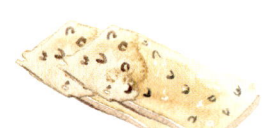
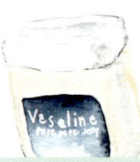

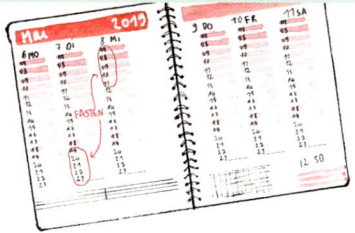

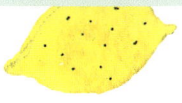
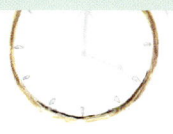
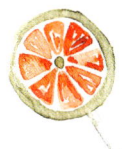

Im Laufe der Geschichte entwickelte sich das Fasten eher zu einer religiösen Tradition. In allen großen Weltreligionen wurden regelmäßige Fastenzeiten praktiziert mit dem Ziel, sich stärker auf den Glauben konzentrieren und so Gott näherkommen zu können.

Heute fasten Menschen vorwiegend aus gesundheitlichen Gründen, es geht um Entgiftung, Gewichtsreduktion, Regeneration, Prävention, Verjüngung, Steigerung der Leistungsfähigkeit und im besten Falle um die Heilung des Körpers. Sogar die Wissenschaft interessiert sich verstärkt für die gesundheitlichen Effekte des Fastens, denn immer mehr Studien belegen, dass der zeitweilige Nahrungsverzicht äußerst positive Auswirkungen kann. Dabei hat die Forschung in den letzten Jahren erkannt, dass es nicht immer langwierige,

aufwendige Kuren sein müssen: Schon kurze Phasen können Krankheitsverläufe positiv beeinflussen, regenerierend und verjüngend auf den Organismus wirken, Entzündungen hemmen und altersbedingte Erkrankungen verhindern. Neben den klassischen, altbewährten Methoden haben sich daher mittlerweile neue, an die modernen Lebensbedingungen angepasste Fastenformen herausgebildet, etwa das Intervallfasten.

Entdecken Sie mit diesem Buch die verschiedenen Fastenformen und finden Sie heraus, welche am besten zu Ihnen und Ihrer aktuellen Lebenssituation passt. Nutzen Sie die vielen positiven Effekte des Fastens, um Ihren Körper, aber auch Ihre Psyche besser kennenzulernen und so dauerhaft Ihre Gesundheit und Ihr Wohlbefinden zu steigern.

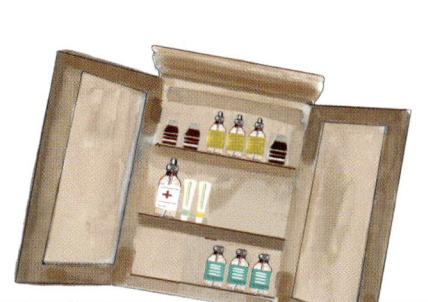
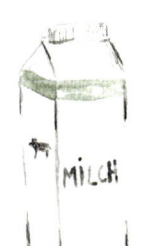
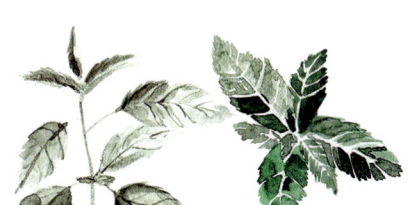
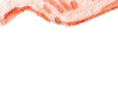

WER DARF FASTEN?

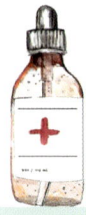

Jeder Erwachsene, der sich gesund und vital fühlt, darf grundsätzlich selbstständig fasten. Fasten-Anfänger sollten ohne fachkundige Begleitung zu Beginn aber nicht länger als fünf Tage fasten. Mit zunehmender Erfahrung können die Fastenkuren ausgedehnt werden.

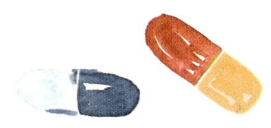

Wer unsicher ist, regelmäßig Medikamente einnehmen muss, unter starkem Übergewicht oder zu hohem oder zu niedrigem Blutdruck leidet, sollte vorher mit einem fastenerfahrenen Arzt sprechen und sich ausführlich beraten lassen.

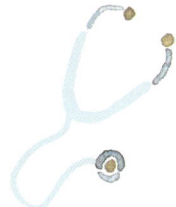

WANN DARF NICHT GEFASTET WERDEN?

Folgende Umstände oder Beschwerden schließen eine Fastenkur aus:
- Kindheit und Jugend
- Schwangerschaft und Stillzeit
- hohes Alter
- Alzheimer oder Demenz
- Diabetes mellitus Typ 1
- chronische Niereninsuffizienz oder Leberfunktionsstörungen
- Schilddrüsenüberfunktion
- schwerwiegende zehrende Krankheitsbilder wie Krebs, Multiple Sklerose, Tuberkulose, Aids, Herzerkrankungen o. Ä.

- ein nach einer Operation oder einer schweren Infektionserkrankung noch geschwächter Organismus
- Stress, Depressionen oder seelische Störungen
- Essstörungen wie Bulimie oder Anorexie
- Untergewicht

Sollte mindestens einer der oben stehenden Punkte auf Sie zutreffen, sollten Sie nicht – oder nur nach Rücksprache mit einem fastenerfahrenen Arzt – fasten.

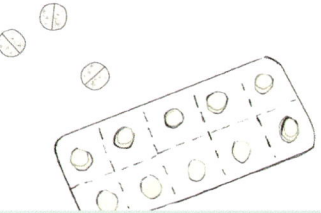

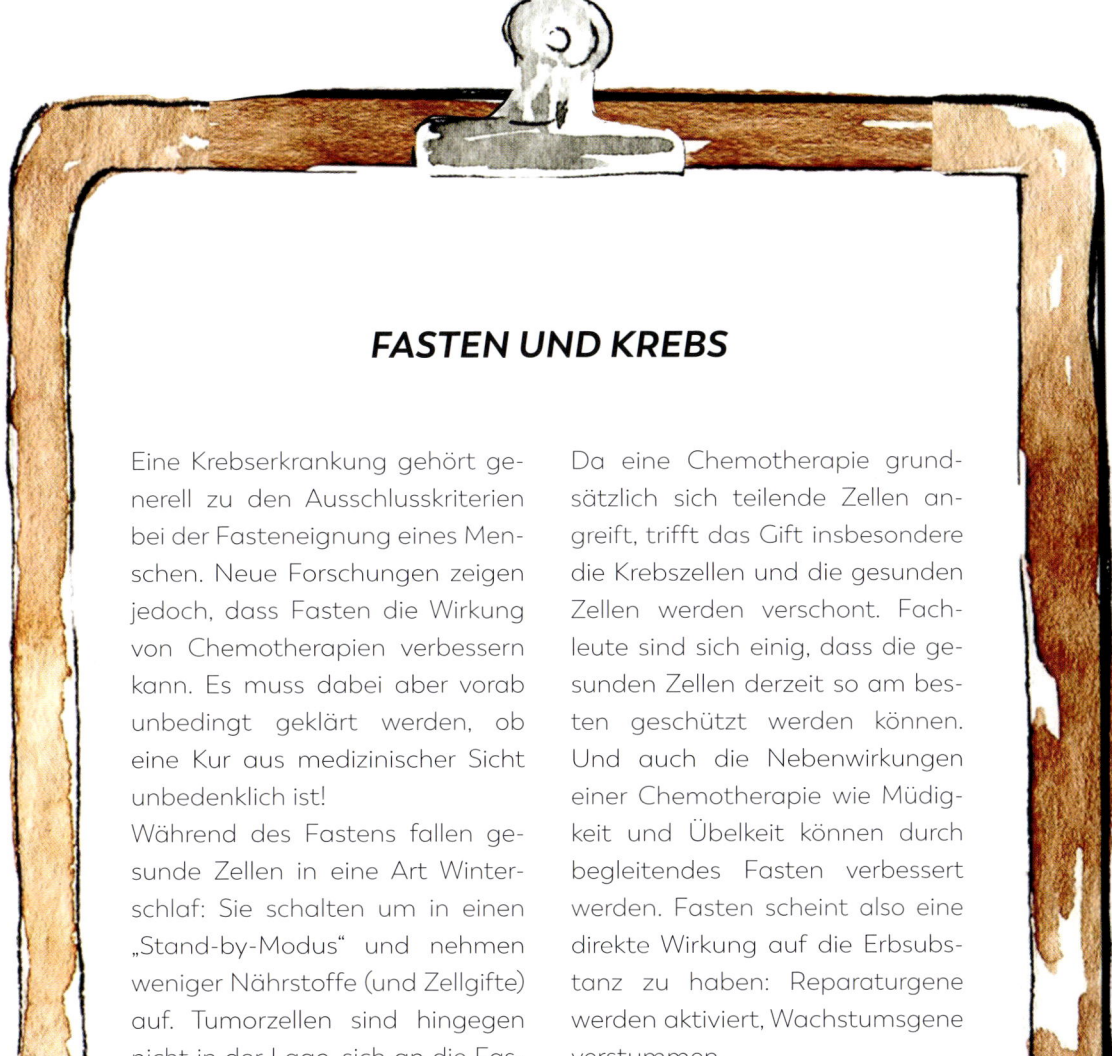

FASTEN UND KREBS

Eine Krebserkrankung gehört generell zu den Ausschlusskriterien bei der Fasteneignung eines Menschen. Neue Forschungen zeigen jedoch, dass Fasten die Wirkung von Chemotherapien verbessern kann. Es muss dabei aber vorab unbedingt geklärt werden, ob eine Kur aus medizinischer Sicht unbedenklich ist!

Während des Fastens fallen gesunde Zellen in eine Art Winterschlaf: Sie schalten um in einen „Stand-by-Modus" und nehmen weniger Nährstoffe (und Zellgifte) auf. Tumorzellen sind hingegen nicht in der Lage, sich an die Fastensituation anzupassen – sie sind auf Wachstum und auf Zellteilung programmiert.

Da eine Chemotherapie grundsätzlich sich teilende Zellen angreift, trifft das Gift insbesondere die Krebszellen und die gesunden Zellen werden verschont. Fachleute sind sich einig, dass die gesunden Zellen derzeit so am besten geschützt werden können. Und auch die Nebenwirkungen einer Chemotherapie wie Müdigkeit und Übelkeit können durch begleitendes Fasten verbessert werden. Fasten scheint also eine direkte Wirkung auf die Erbsubstanz zu haben: Reparaturgene werden aktiviert, Wachstumsgene verstummen.

MYTHOS ODER (HALB-)WAHRHEIT?
3 AUSSAGEN ÜBER DAS FASTEN

Beim Fasten wird wichtige Muskelmasse abgebaut. – Mythos!

Tatsächlich baut der Körper im Fastenmodus anfänglich zur Energiegewinnung etwas Muskeleiweiß ab, jedoch auch das nur in einem sehr begrenzten Umfang. Man kann dem schon damit entgegenwirken, dass man sich jeden Tag genug bewegt, was während der Fastenperiode ohnehin zu empfehlen ist.

Unser Organismus kann sich von Natur aus auf Fastenperioden einstellen: Er speichert überschüssige Energie aus der Nahrung in Form von Fett und verwendet es als Brennstoff, wenn keine Nahrung zur Verfügung steht. Im Fastenmodus leert der Körper zunächst seine Kohlenhydratspeicher und verbrennt Glykogen, bis die Zuckervorräte aufgebraucht sind. Danach stellt er auf Fettverbrennung um und zieht seine Energie aus den Fettzellen (s. S. 13). Muskeln und andere Proteine gelten als Funktionsgewebe, da sie unterschiedliche Zwecke und Aufgaben erfüllen, und werden vom Körper nicht abgebaut. Muskelgewebe wird erst angegriffen, wenn der Körperfettanteil so gering ist, dass dem Körper keine andere Wahl bleibt – und das ist beim Fasten kaum zu erreichen.

Bei einer Fastenkur tritt häufig eine Fastenkrise auf. – (Halb-)Wahrheit!

Beim Kurzzeitfasten kommen Fastenkrisen selten vor, diese treten eher bei längeren Perioden ohne Nahrungsaufnahme auf (über 20 Tage) und dabei häufiger bei kranken als bei gesunden Fastenden.

Eine Fastenkrise entsteht, wenn abgelagerte Stoffwechselprodukte durch den Fastenprozess gelöst und ausgeschieden werden. Meistens kommt sie ganz plötzlich und die konkreten Symptome gleichen häufig denen einer Grippe:

- *Kopf- und Gliederschmerzen*
- *allgemeines Krankheitsgefühl*
- *Müdigkeit und Abgeschlagenheit*
- *Reizbarkeit und depressive Verstimmungen*
- *Kreislaufprobleme*

Als Soforthilfe bei einer Fastenkrise sollte man
- besonders viel trinken, um die körperlichen Ausscheidungen zu fördern;
- Frucht- und Gemüsesäfte mit Leinsamen zu sich nehmen, da diese die überschüssigen Säuren binden;
- ein Glas Buttermilch oder Molke trinken;
- einen Einlauf machen;
- sich viel Ruhe und Wärme gönnen.

Auch kann es vorkommen, dass alte Beschwerden zurückkehren.

Wichtig ist, die Fastenkur jetzt nicht abzubrechen, sondern die Situation zu akzeptieren und durchzuhalten: Sobald die abgelagerten Stoffwechselprodukte ausgeschieden sind, ist die Fastenkrise vorbei.

Fasten entzieht dem Körper wichtige Nährstoffe. – Mythos!

Auch hierbei kommt es auf die Dauer des Fastens sowie auf die Art der Nährstoffe an; man unterscheidet zwischen lebenswichtigen Mikro- und zum Teil verzichtbaren Makronährstoffen.

Mikronährstoffe	Makronährstoffe
Vitamine	Kohlenhydrate
Mineralstoffe	Proteine
Spurenelemente	Fette

Bei kurzen Fastenperioden (unter 24 Stunden) können die Nährstoffe der ausgelassenen Mahlzeiten problemlos durch die Mahlzeiten vor und nach dem Fasten ausgeglichen werden. Planen Sie eine längere Fastenperiode, besprechen Sie am besten vorab mit Ihrem Hausarzt oder einem Fastenarzt, welche Nährstoffe eventuell zugeführt werden sollten.

Ein Mangel an lebenswichtigen Mikronährstoffen, die wir mit der Nahrung aufnehmen, kommt in der westlichen, industrialisierten Welt kaum vor. In der Gruppe der Makronährstoffe sind die Kohlenhydrate nicht lebenswichtig für das Funktionieren des Körpers. Er entwickelt beim Fasten daher keinen Kohlenhydratmangel. Allerdings müssen bestimmte Proteine (bzw. essenzielle Aminosäuren) und essenzielle Fettsäuren aufgenommen werden, da der Körper sie nicht selbst bilden kann.

Im Normalzustand scheidet der Körper regelmäßig essenzielle Amino- und Fettsäuren über Urin und Stuhl aus. Während des Fastens ist diese Ausscheidung reduziert, daher werden im Gegenteil sogar mehr lebenswichtige Nährstoffe im Körper gehalten. Der Körper kann außerdem viele im Organismus verbleibende Nährstoffe wiederverwerten, indem er etwa verbrauchte Proteine in ihre Bestandteile (Aminosäuren) zerlegt, sie recycelt und zu neuen Proteinen umbaut.

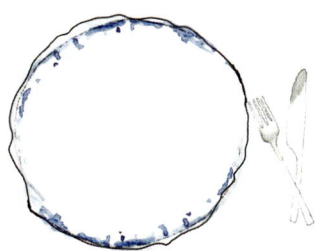

DAS KLEINE FASTEN-ABC

Es gibt im Bereich des Fastens einige Begriffe, die immer wieder fallen und nicht unbedingt selbsterklärend sind. Dieses kleine ABC erklärt, was mit den wichtigsten von ihnen gemeint ist. Ausführlichere Erläuterungen finden Sie auf der jeweils angegebenen Seite.

A

Aufbautage: Bis zu drei Tage, die direkt an die Fastentage anschließen und an denen der Körper durch leichte Kost behutsam wieder an feste Nahrung gewöhnt wird; bei den klassischen Fastenformen üblich und notwendig (s. S. 32).

Autophagie: Ein Selbstreinigungsprozess auf Zellebene, der durch den Nahrungsverzicht angestoßen wird und für die Zellreinigung und -reparatur sorgt; einer der gesundheitlich bedeutendsten Effekte beim Fasten (s. S. 18).

E

Einlauf: Eine mechanische Methode zum Abführen während der Fastentage, die alternativ zum Abführen mit einer Glauber- oder Bittersalzlösung eingesetzt werden kann und für den Körper sehr viel schonender ist (s. S. 26).

Entlastungstage: Einer bis zwei Tage direkt vor dem eigentlichen Fasten, die den Körper mit leichter Kost auf den kommenden Nahrungsentzug vorbereiten; bei fast jeder Fastenform üblich und notwendig (s. S. 24).

F

Fastenbrechen: Die allererste Nahrungsaufnahme direkt nach der Fastenkur, leitet den ersten Aufbautag ein (s. S. 29).

Fastenhoch: Die Hochstimmung, die etwa 80 % aller Fastenden nach den ersten Fastentagen erleben; Ursache dafür ist die verstärkte Serotonin-Ausschüttung im Gehirn (s. S. 15).

Fastenkrisen: Die Nebenwirkungen der körperlichen Entgiftung. Sie treten häufig erst bei längeren Fastenperioden ein, können aber auch am zweiten oder dritten Fastentag schon auftreten. Häufige

Symptome sind Abgeschlagenheit sowie Kopf- und Gliederschmerzen (s. S. 8).

G

Genussgifte: Genussmittel, die der Gesundheit schaden, wie Alkohol, Nikotin, Koffein und Zucker. Auf sie sollte beim Fasten komplett verzichtet werden (s. S. 22).

Glykogen: Speicherform von Glukose. Glukose wird in dieser Form in der Leber und den Muskeln gespeichert. Im Fastenstoffwechsel wird das gespeicherte Glykogen wieder in Glukose umgewandelt und dem Körper zur Energiegewinnung zur Verfügung gestellt (s. S. 13).

K

Ketonkörper/Ketone: Werden vom Körper bei der Fettverbrennung gebildet und dienen ihm als „Alternativbrennstoff", wenn keine Energie aus Kohlenhydraten (Glykogen) mehr zur Verfügung steht; die Entstehung von Ketonen setzt meist schon am zweiten Fastentag ein (s. S. 13).

S

Schlacken: Ablagerungen im Körper, die durch eine schlechte Ernährung sowie eine ungesunde Lebensweise entstanden sind und durch das Fasten ausgeleitet werden sollen. Ihre Existenz wird in der Wissenschaft kontrovers diskutiert.

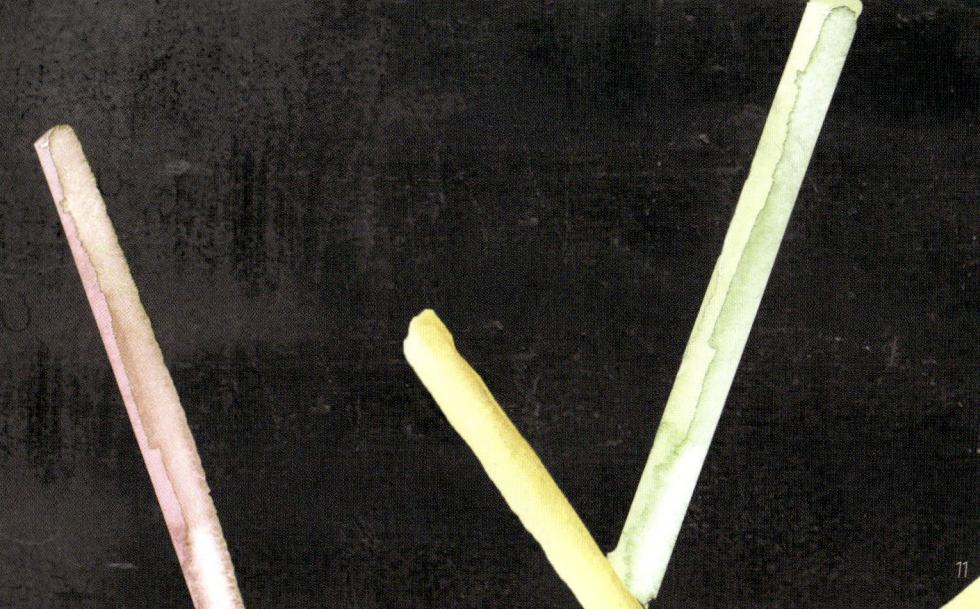

BESCHWERDEN, DIE SICH DURCH FASTEN POSITIV BEEINFLUSSEN LASSEN

+ Allergien

+ Asthma

+ Migräne

+ Neurodermitis

+ Übergewicht und Adipositas

+ Diabetes mellitus Typ 2

+ Herz-Kreislauf-Erkrankungen

+ Arteriosklerose und Bluthochdruck

+ rheumatische Erkrankungen

+ Arthrose und Osteoporose

+ leichte Depressionen

+ Burn-Out-Anzeichen

+ Schlafstörungen und allgemeine Stresssymptome

+ Infektanfälligkeit und Immunschwäche

+ Darmstörungen, chronisch-entzündliche Darmerkrankungen wie Morbus Crohn und Colitis ulcerosa

+ Magenbeschwerden, Verstopfung, Magenschleimhautentzündung

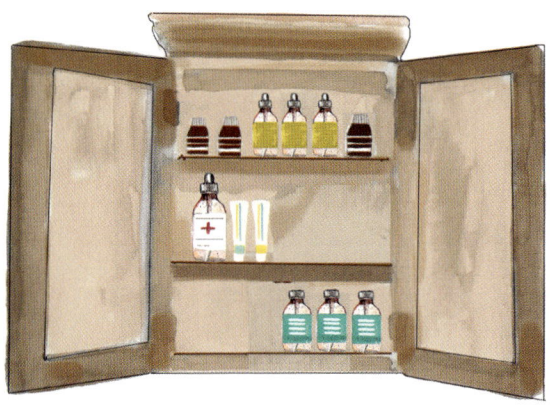

AUSWIRKUNGEN DES FASTENS

WAS FASTEN MIT KÖRPER UND PSYCHE MACHT

Zuerst werden beim Fasten die Glykogen-Speicher in Leber und Muskulatur geleert, indem der Körper auf seine Zuckerreserven zurückgreift. Schon nach etwa einem Tag ohne Nahrung sind diese Vorräte aufgebraucht.

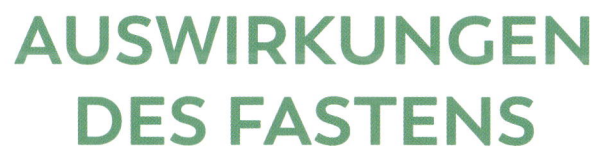

Daraufhin schüttet das Gehirn für kurze Zeit vermehrt die Stress-hormone Adrenalin und Kortisol aus. In geringen Mengen wird Muskeleiweiß abgebaut, um dieses in Glykogen und damit in neue Energie umzuwandeln. Der Körper scheidet viel Wasser aus.

Dann wechselt der Körper in den Fastenstoffwechsel: Fettzellen aus der Leber werden abgebaut und die Leber bildet aus Fettsäuren die sehr energiereichen Ketonkörper, die dem Organismus als Alter-nativbrennstoff dienen und über den Blutkreislauf überall im Körper verteilt werden. Dadurch können an den ersten zwei bis drei Fastentagen Beschwerden wie Kopfschmerzen, Müdigkeit, Schwäche und Unwohlsein auftreten.

Ab dem dritten oder vierten Tag stellt sich meist ein körperliches Wohlgefühl ein, man fühlt sich gelöst und häufig sogar euphorisiert: Das Fastenhoch ist da!

10 POSITIVE EFFEKTE, DIE FASTEN AUF KÖRPER UND PSYCHE HAT

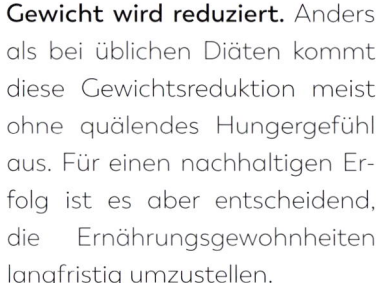
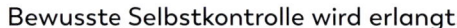
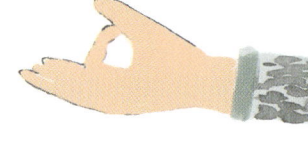

Gewicht wird reduziert. Anders als bei üblichen Diäten kommt diese Gewichtsreduktion meist ohne quälendes Hungergefühl aus. Für einen nachhaltigen Erfolg ist es aber entscheidend, die Ernährungsgewohnheiten langfristig umzustellen.

Bewusste Selbstkontrolle wird erlangt. Wer fastet, schult auch seine Willenskraft. Die bewusste Kontrolle über den Körper zurückzuerlangen, gibt Sicherheit und Selbstvertrauen.

Darm und Immunsystem werden gestärkt. Beim Fasten wird der Darm enorm entlastet: Im Verdauungstrakt entstehen kaum noch Gärungsprodukte oder bakterielle Gifte, gleichzeitig wird der Darm von abgestorbenen Zellen, abgelagerten Giftstoffen und schädlichen Rückständen befreit. Dies alles hat einen positiven Effekt auf die Darmflora und somit auf das Immunsystem.

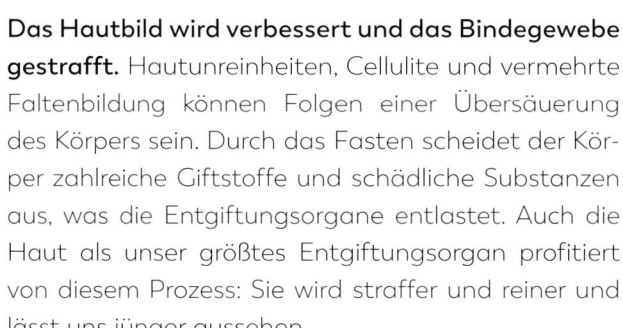
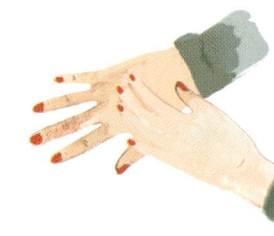

Das Hautbild wird verbessert und das Bindegewebe gestrafft. Hautunreinheiten, Cellulite und vermehrte Faltenbildung können Folgen einer Übersäuerung des Körpers sein. Durch das Fasten scheidet der Körper zahlreiche Giftstoffe und schädliche Substanzen aus, was die Entgiftungsorgane entlastet. Auch die Haut als unser größtes Entgiftungsorgan profitiert von diesem Prozess: Sie wird straffer und reiner und lässt uns jünger aussehen.

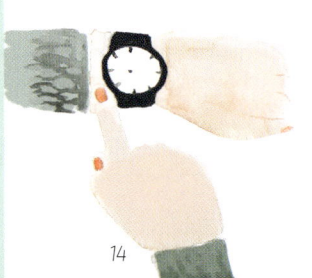

Das Altern der Zellen wird verlangsamt. Beim Fasten wird vermehrt Telomerase ausgeschüttet. Dieses Enzym verlängert die Lebensdauer der Zellen.

Die Verbesserung der Stimmung beim Fasten lässt sich zum Teil evolutionär erklären: Sie war früher eine Überlebensstrategie, als Phasen der extremen Nahrungsknappheit zum täglichen Leben gehörten. Wäre die Stimmung deshalb bereits nach wenigen Tagen stark eingebrochen, hätte die Spezies Mensch wohl nicht überlebt, da die Motivation für Jagd und Nahrungssuche gefehlt hätte.

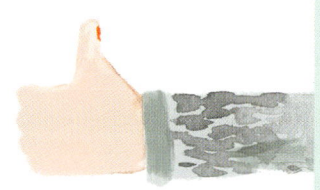

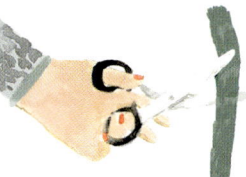

Abhängigkeiten werden erkannt und können beendet werden. Durch die aktive Entsagung während der Fastentage, z. B. von Genussgiften, fällt der dauerhafte Verzicht hinterher oftmals leichter.

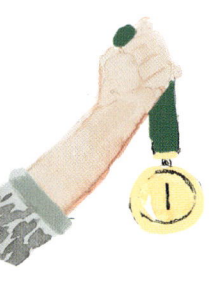

Fasten sorgt für Erfolgserlebnisse. Wer das Fasten meistert, kann stolz auf sich sein, und das wirkt befriedigend und glücksstiftend. Das wirkt sich häufig auch auf andere Lebensbereiche positiv aus.

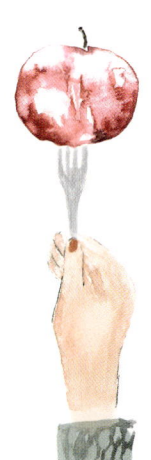

Persönliche Ernährungsgewohnheiten werden kritisch hinterfragt. Nach dem Fasten ist das Bewusstsein für gute und gesunde Lebensmittel gestärkt. Zudem ist das Hungergefühl nach den Fastentagen noch deutlich reduziert. Durch diese Kombination kann Fasten eine erfolgreiche Starthilfe für die Einführung eines gesünderen Lebensstils sein.

Die Stimmung wird aufgehellt. Nach den oft etwas schwierigen Einstiegstagen harmonisiert sich die Stimmung meist etwa ab dem dritten Fastentag, wenn das sogenannte Fastenhoch eintritt: Das Gute-Laune-Hormon Serotonin hebt anhaltend die Stimmung. Durch das gleichzeitige Absinken des Stresshormons Kortisol, die verbesserte Durchblutung und den Gewichtsverlust fühlen sich viele Fastende zusätzlich entspannter und frischer. Ruhepausen und ausreichend Schlaf, die man sich beim Fasten vermehrt gönnen sollte, verstärken den Effekt und sorgen für emotionale Ausgeglichenheit und innere Ruhe.

Geistige Klarheit wird gefördert. Fastende fühlen sich häufig geistig fitter und klarer als im Alltag. Große Lebensfragen und -themen werden durchdacht, Beziehungen und Lebenskonzepte hinterfragt und Konflikte gelöst. Die zusätzliche freie Zeit, die durch die wegfallenden Mahlzeiten entsteht, lässt viel Raum für eine intensive Auseinandersetzung mit sich selbst, für Rückbesinnung und damit für emotionales Wachstum. Häufig erwacht dabei auch die eigene Kreativität.

WAS PASSIERT BEIM FASTEN IM KÖRPER?

In den Atemwegen: Die überdurchschnittlich vielen Ketonkörper im Blut werden vermehrt über die Atemluft ausgeschieden. Dadurch entsteht der typische nach Aceton riechende Fastenatem.

Im Herz-Kreislauf-System: Der Blutdruck und der Cholesterinspiegel werden gesenkt. Regelmäßiges Fasten senkt daher das Risiko für Herz-Kreislauf-Erkrankungen.

Nach vier Tagen Fasten stammen etwa 75 % der Energie, die das Gehirn nutzt, aus Ketonen.

In allen Organen: Sie werden stärker durchblutet und alle Abwehrsysteme werden aktiviert.

Im Magen-Darm-Trakt: Die gründliche Darmreinigung zu Beginn leert und beruhigt diesen Bereich. Wenn auch der Magen komplett leer ist, empfinden wir keinen Hunger mehr und der Darm stellt von Aufnahme auf Ausscheidung um. Auch die Darmflora profitiert von der Pause.

In der Bauchspeicheldrüse: Sie pausiert und der Insulinspiegel sinkt.

Dieser Effekt ist besonders positiv bei Diabetes mellitus Typ 2.

Im Mund: Die Geschmacksnerven werden sensibilisiert.

Im Gehirn: Nach zwei bis drei Fastentagen wird die Ausschüttung des Glückshormons Serotonin angekurbelt, das Fastenhoch tritt ein. Das Serotonin bleibt länger als sonst verfügbar und kann so stärker wirken.

In den Gelenken: Entzündungsbotenstoffe werden reduziert. Das lindert die Schmerzen durch Rheuma und Arthritis.

In der Leber: Das Entgiftungsorgan läuft auf Hochtouren und baut Glykogen und Fett ab.

Im Blut: Das Blutvolumen nimmt durch die Entwässerung in den ersten Tagen ab, der Blutdruck sinkt.

Im ganzen Körper: Das Gewicht und der Körperfettanteil werden verringert, Energie wird gewonnen.

DAS WUNDER DER AUTOPHAGIE

Schon nach 12 bis 14 Stunden Nahrungsverzicht, wenn kein Insulin mehr ausgeschüttet wird, beginnt im Körper ein Selbstreinigungsprozess auf Zellebene, genannt **Autophagie,** von gr. *autóphagos,* „sich selbst verzehrend". Dabei werden alte oder defekte Zellbestandteile wie geschädigte Proteine und Zellorganellen bei Energieengpässen in Brennstoff verwandelt, indem sie von der Zelle selbst zerkleinert und verdaut werden. Noch brauchbare Bestandteile werden umgebaut und wiederverwendet.

Die Zellen werden so gereinigt und verjüngt. Ist eine Zelle zu stark geschädigt, kann sie sich sogar selbst verdauen („Zell-Selbstmord").

Dieser Recyclingprozess hat viele positive Effekte auf den Organismus: Bakterien und Viren werden bekämpft, Infektionen und Alterungsprozessen wird vorgebeugt.

Die Autophagie ist daher einer der wichtigsten Prozesse zur Erklärung der positiven Fasteneffekte.

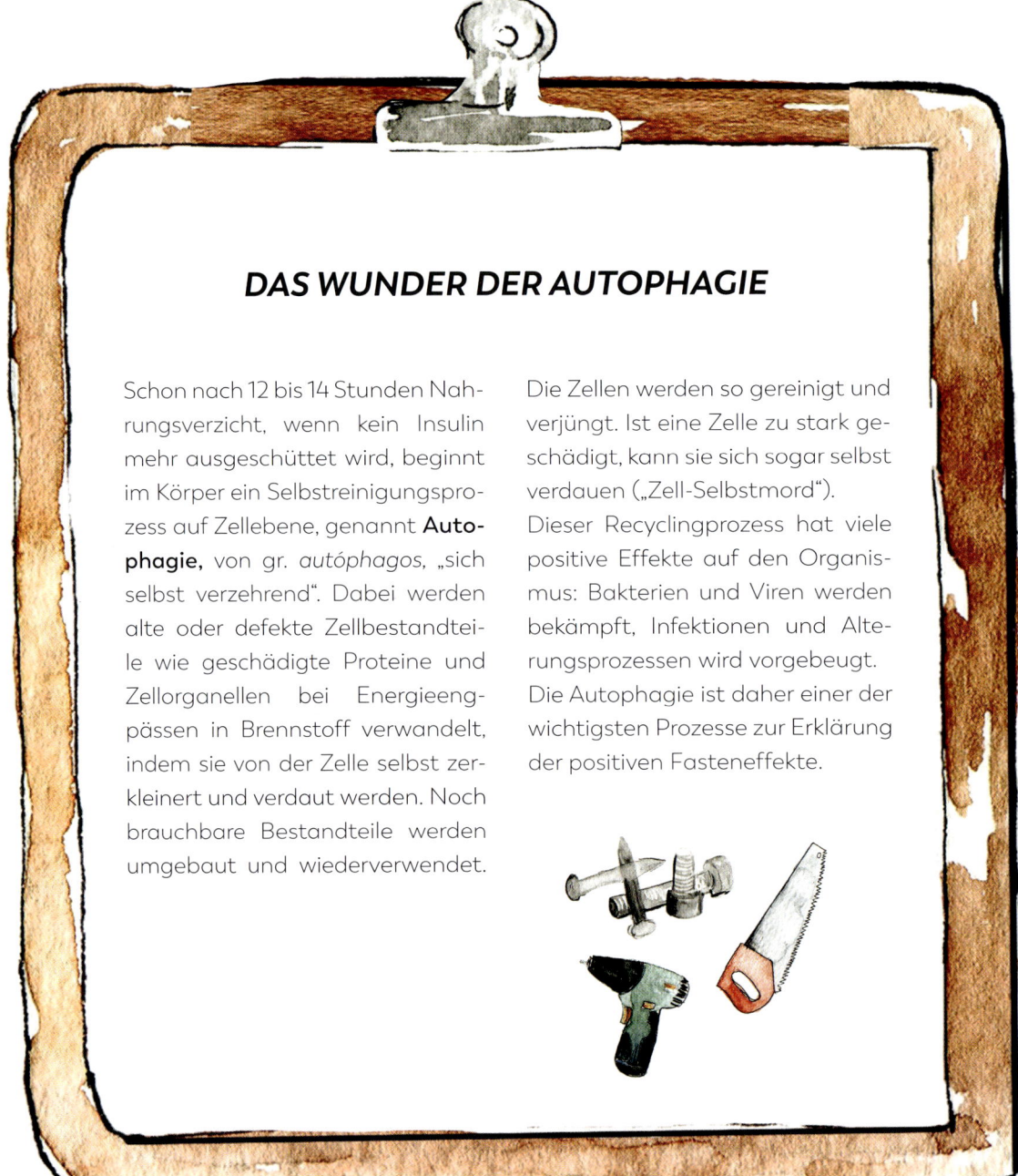

ERFOLGREICH FASTEN – SO GELINGT ES!

MIT DER RICHTIGEN VORBEREITUNG ZUM ZIEL

Fasten ist im besten Fall eine vielschichtige Erfahrung, die allerlei positive Effekte für Körper und Geist mit sich bringt. Damit das auch wirklich gelingt, sollte das eigene Fastenerlebnis richtig und mit Ruhe geplant und vorbereitet werden: Der Körper sollte möglichst optimal auf die Fastenkur eingestimmt werden, um die Esspause bestmöglich für sich nutzen zu können.

Hierzu ist es beispielsweise wichtig zu wissen, was vor- und nachbereitend gegessen werden darf und was es unbedingt zu meiden gilt, um den Organismus nicht unnötig zu belasten. Während des Fastens dann hilft es, ein paar Tipps und Tricks zu kennen, die das Durchhalten erleichtern und über leichte Beschwerden hinweg helfen.

Auch die Rückkehr in den Alltag und zum normalen Essverhalten ist eine Herausforderung, die mit etwas Know-How leichter gemeistert werden kann.

4 GOLDENE REGELN FÜR
DIE EIGENE FASTENERFAHRUNG

Realistische Ziele setzen: Viele Fastende nehmen sich konkrete Ziele für die Zeit des Fastens und für die Zeit danach vor. Das ist ratsam. Je konkreter Ihr Ziel formuliert ist, desto höher ist die Chance, dass Sie es erreichen. Schreiben Sie sich daher am besten auf, was Sie ändern möchten, z. B.:

- 3 Kilogramm abnehmen
- aufhören zu rauchen
- weniger Fleisch essen
- die Ernährung auf vegetarische Kost umstellen

Achten Sie unbedingt darauf, dass die Ziele realistisch sind. Sinnvoll ist es, sie möglichst in gut erreichbare Etappen einzuteilen.

Am besten gemeinsam: Eine Fastenkur gelingt leichter, wenn Sie sich Mitstreiter suchen und mit anderen zusammen fasten: mit der Familie oder Freunden, in einer Fasten-Gruppe oder in einer Fastenklinik. Gemeinsam ist die Motivation zum Durchhalten erheblich größer und Sie können sich gegenseitig bei Fragen helfen und bei kleinen Krisen bestärken.

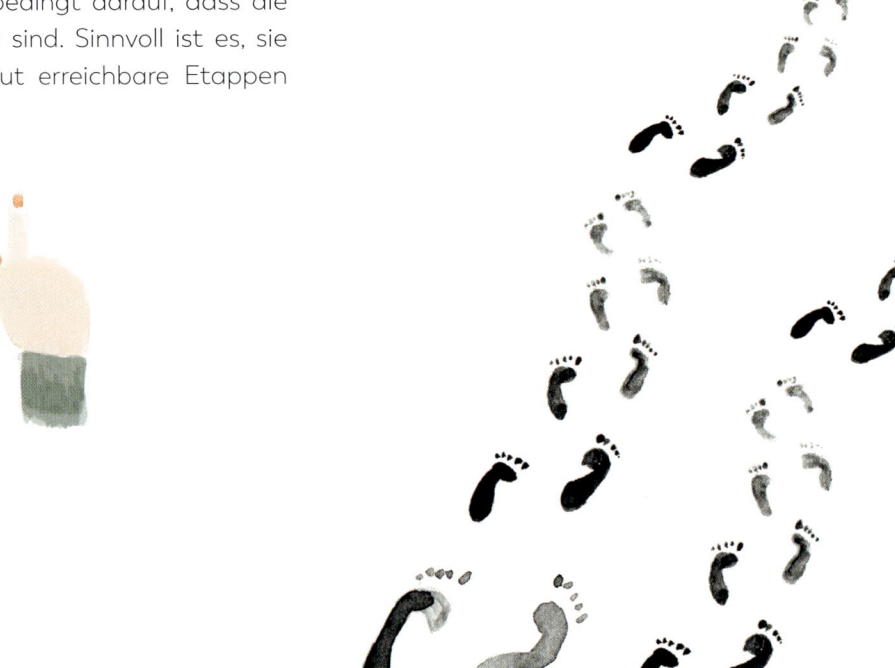

Bewusst verzichten – nicht nur auf Essen: Um das Fasten zu einer wunderbaren ganzheitlichen Erfahrung zu machen, sollten Sie während dieser Zeit ganz bewusst nicht nur auf Essen verzichten, sondern auch

- auf Alltagsstress und beruflichen Druck. Nehmen Sie Urlaub, zumindest beim ersten Mal: Sie wissen noch nicht, wie Ihr Körper reagiert und wie Sie sich fühlen werden;
- auf unangenehme Termine. Es kann gut sein, dass Sie mehr Ruhe benötigen als sonst;
- auf ständige Erreichbarkeit. Einfach mal die E-Mails, das Festnetztelefon und das Handy ignorieren;
- auf Fernsehen und andere digitale Unterhaltungsmedien. Machen Sie aus Ihrer Fastenzeit eine bewusste Digital-Detox-Phase! Lesen Sie lieber ein gutes Buch oder gehen Sie am Abend bewusst früh schlafen.

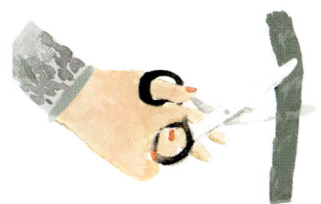

Viel trinken: Bei jeder Fastenkur sollten 2 bis 3 Liter pro Tag getrunken werden. In der Regel sind nur Wasser und ungesüßte Kräutertees erlaubt, manchmal auch Säfte und Gemüsebrühen. Die hohe Flüssigkeitszufuhr unterstützt die Entgiftungsprozesse im Körper und fördert die Ausscheidung der Giftstoffe.

Man sollte bereits an den Entlastungstagen damit beginnen, mehr zu trinken, und auch während der Aufbautage die Menge nicht reduzieren.

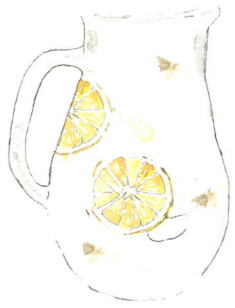

SCHRITT FÜR SCHRITT ZUM GELUNGENEN FASTENEINSTIEG

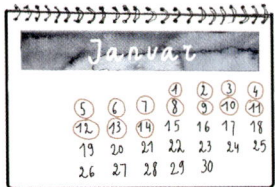

EINE BIS ZWEI WOCHEN VORHER

Eine Fastenform auswählen. Informieren Sie sich über die einzelnen Fastenformen (s. S. 38) und wählen Sie diejenige, die am besten zu Ihren Lebensumständen und Ihren Fastenzielen passt; unser Test hilft Ihnen dabei (s. S. 34). Bei Fragen oder Unsicherheiten besprechen Sie das Vorhaben am besten vorab mit Ihrem Hausarzt.

Sich informieren. Lesen Sie sich ausführlich ein: Welche Anforderungen und Besonderheiten bringt die gewählte Fastenform mit sich? Was benötigen Sie für die Umsetzung?

Ihr Umfeld einweihen. Informieren Sie rechtzeitig Ihre Familie, Freunde, Arbeitskollegen etc. über Ihr Vorhaben. Vielleicht möchten Sie sich für die Fastentage zurückziehen und wünschen sich ein wenig Ruhe und Abgeschiedenheit, das sollte Ihre Umwelt vorher wissen.

Wichtige und unangenehme To-dos erledigen. Arbeiten Sie vor dem Fastenbeginn noch alle dringenden Aufgaben sowie lästige Termine und Telefonate ab, damit Sie sich während der Fastenzeit damit nicht belasten müssen und einen freien Kopf haben.

Auf Genussgifte und bestimmte Lebensmittel verzichten und den Körper entlasten. Eine Woche oder mindestens fünf Tage vor dem eigentlichen Fastenbeginn sollten Sie bereits bewusst auf Nikotin, Koffein, Alkohol und Süßigkeiten verzichten. Dies erleichtert den Einstieg erheblich. Insbesondere der vorzeitige Verzicht auf Koffein mindert anfängliche klassische Beschwerden wie Kopfschmerzen ungemein, denn diese sind oftmals nur die Folge von Koffeinentzug.
Nehmen Sie bereits jetzt nur leichte und gesunde Lebensmittel zu sich, verzichten Sie auf Zwischenmahlzeiten und reduzieren Sie die Menge der aufgenommenen Nahrung (s. S. 24). Die Umstellung in den ersten Fastentagen fällt dann in der Regel deutlich leichter.

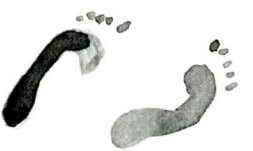

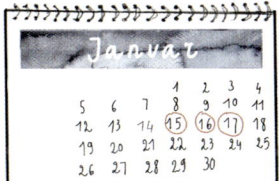

Einkaufen. Kaufen Sie alles ein, was Sie für die Entlastungs- und Fastentage benötigen, z. B. Obst, Gemüse, verschiedene Tees, Säfte, Honig, Glaubersalz/Klistier, Trockenbürste, Körperöl usw. Die Lebensmittel für die Aufbautage erst am letzten Fastentag einkaufen, damit alles frisch ist. Obst und Gemüse sollten möglichst aus kontrolliert biologischem Anbau stammen. Säfte am besten aus dem Bioladen oder Reformhaus beziehen (ohne Zuckerzusätze und so naturbelassen wie möglich).

Es ist eine große Entlastung, während der Fastenperiode nicht einkaufen zu müssen. Das Gefühl, alles zu Hause zu haben, kann sehr entspannend und beruhigend wirken.

Für die richtige Unterhaltung sorgen. Besorgen Sie sich am besten ein gutes Buch für die Fastentage.

Die Speisekammer leeren. Das Fastenvorhaben fällt leichter, wenn Sie keine „süßen Verführer" im Haus haben. Verschenken Sie Lebensmittel, die verderben und die Sie während Ihrer Fastenkur nicht benötigen, und räumen Sie alles aus Ihrem Blickfeld, was Sie während der Fastentage vermissen könnten und nicht essen dürfen. Dies ist eine günstige Gelegenheit, die eigenen Vorräte zu überprüfen und auszusortieren, auch im Hinblick auf eine Ernährungsumstellung nach der Fastenkur.

Unterstützendes Equipment und passende Pflegeprodukte bereitlegen. Suchen Sie sich wärmere Kleidung als üblich heraus, zudem eine Wärmflasche, frische Handtücher, einen Bademantel, eine Trockenbürste sowie Sportkleidung. Ersetzen Sie außerdem Cremes mit chemischen Zusatzstoffen und vermeiden Sie Make-up aller Art. Solche Kosmetika können den Ausscheidungsprozess der Haut behindern, die während des Fastens als unser größtes Organ Schwerstarbeit leistet: Sie transportiert über ihre Talg- und Schweißdrüsen Abfallprodukte aus dem Körper. Da die Haut dabei oft trocken wird, braucht sie besonders intensive Pflege. Pflanzliche Öle, die nach dem Duschen in die noch feuchte Haut einmassiert werden, eignen sich hierfür besonders gut.

ANLEITUNG FÜR DIE ENTLASTUNGSTAGE

Mit den Entlastungstagen beginnt die Fastenkur. Sie sind fester Bestandteil aller klassischen Fastenformen.

DIE GRUNDREGELN

1. **Essen Sie nur so viel,** bis Sie satt sind. Hören Sie sofort auf, wenn Sie das erste Sättigungsgefühl verspüren.
2. **Trinken Sie** über den Tag verteilt 2 bis 3 Liter Wasser oder ungesüßte Kräutertees.
3. **Verzichten Sie** während der Entlastungstage unbedingt auf Alkohol, Nikotin, Zucker, Weißmehl, Fleisch und Salz.

- Sie können als Entlastungstag z. B. auch einen **Smoothie-Tag** einlegen und nur grüne Smoothies oder grüne Säfte trinken.

- Sind Sie ein Suppen-Fan? Dann nehmen Sie alternativ zu Mittag- und Abendessen eine pürierte **Gemüsesuppe** zu sich.

- Oder Sie machen einen **Obst-Tag** und essen 1,5 bis 2 Kilogramm frisches Obst, verteilt auf 4 bis 5 Mahlzeiten.

- Auch wenn Sie gerade nicht fasten möchten, tun dem Körper **gelegentliche Entlastungstage** gut.

MORGENS:
- Beginnen Sie den Tag mit einer Bürstenmassage (vor oder während der Dusche) und einer Wechseldusche; beides regt den Kreislauf an und aktiviert den Stoffwechsel.
- Frühstücken Sie frisches Obst mit Nüssen, Obstsalat mit Nüssen oder ein Birchermüsli.

VORMITTAGS:
- Erledigen Sie in Ruhe Ihre letzten Fasten-Einkäufe.
- Wechseln Sie die Bettwäsche und Ihre Handtücher.
- Legen Sie alles bereit, was Sie in den kommenden Tagen brauchen werden.

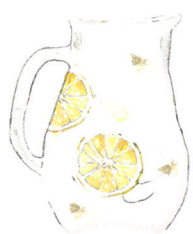

MITTAGS:

- Essen Sie einen kleinen Frischkostsa-lat, z. B. aus Blattsalat, Gurke, Karot-te, Tomaten und Paprika, angemacht mit hochwertigem Olivenöl, Zitronen-saft und Kräutern, dazu gedünstetes Gemüse mit Reis oder Kartoffeln.
- Bereiten Sie gleich mehr Gemüse für das Abendessen vor.

NACHMITTAGS:

- Machen Sie einen Spaziergang und genießen Sie die frische Luft.
- Essen Sie als Snack einen Apfel und eine kleine Handvoll Nüsse.

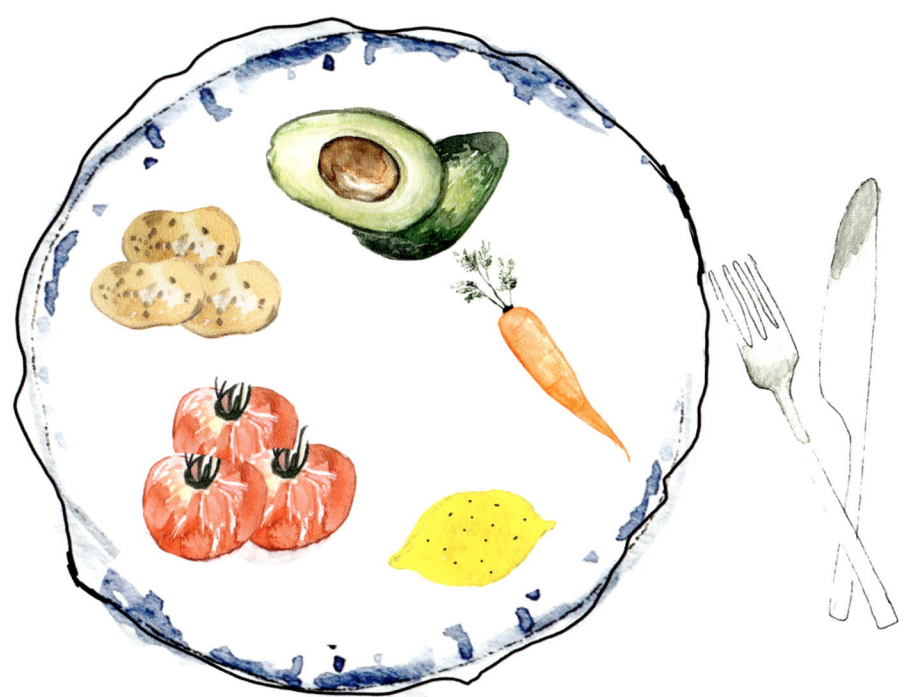

ABENDS:

- Essen Sie gedünstetes Gemüse mit Reis und Kartoffeln; alternativ, wenn Sie Obst am Abend gut vertragen, einen Obstsalat mit Leinsamen und Knäckebrot.

- Nehmen Sie ein Bad oder entspan-nen Sie bei einem guten Buch. Lösen Sie sich bewusst vom Alltag und stellen Sie sich mental auf die Fas-tentage ein.

RICHTIG ABFÜHREN ZUM FASTENSTART

Mit einer gründlichen Darmentleerung, in der Regel am Morgen des ersten Fastentags, wird das Fasten eingeleitet – für den Körper das Zeichen, von Aufnahme auf Ausscheidung umzustellen. Ist der Darm leer, ruht er während der Fastentage und das Hungergefühl hört auf. Für das Abführen gibt es zwei gängige Möglichkeiten:

- **Glaubersalz.** Bei den meisten klassischen Fastenformen wird am ersten Fastentag mit Glaubersalz abgeführt. Das Salz wird in warmem Wasser aufgelöst und schluckweise getrunken. Da der Geschmack recht bitter ist, kann es mit etwas Zitronensaft verfeinert werden. Nach einer bis zwei Stunden setzen in Wellen meist schwallartige Darmentleerungen ein. Nachteil: Bei einem empfindlichen Magen oder Darm kann Glaubersalz zu Magenschmerzen und Durchfällen führen, die unter Umständen den ganzen Tag anhalten können.

Statt Glaubersalz kann auch Bittersalz verwendet werden, das schmeckt ein wenig milder.

- **Einlauf:** Sehr schlanke Personen und Menschen mit einem empfindlichen Magen oder Darm sollten lieber täglich einen Einlauf machen. Diese Variante des Abführens ist deutlich schonender, außerdem wirkt der Einlauf sofort nach der Durchführung, und es muss nicht über Stunden auf das Einsetzen der Darmentleerungen gewartet werden.

FÜR EINEN EINLAUF BENÖTIGEN SIE:

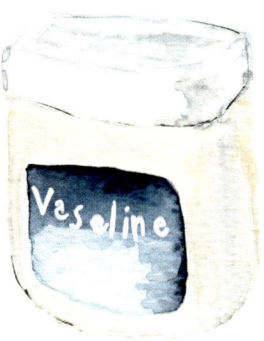

Vaseline/Fettcreme

ein Darmrohr
(aus der Apotheke)

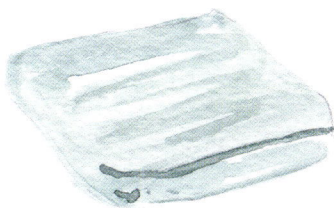

ein Handtuch

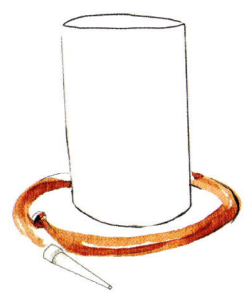

einen Irrigator
(Einlaufbehälter) mit
Schlauch (aus der Apotheke)

Meist ist bei einem Irrigator ein kleines, etwa 10 Zentimeter langes Darmrohr dabei, optimal ist jedoch ein 30 bis 40 Zentimeter langes Darmrohr. Der Irrigator sollte 0,5 Liter Wasser fassen.

SO GEHT'S:

- Befüllen Sie den Irrigator mit stillem Wasser, das ungefähr Körpertemperatur hat.

- Hängen Sie den Irrigator mindestens auf Türklinkenhöhe auf – je höher er hängt, desto schneller und leichter kann das Wasser einlaufen.

- Öffnen Sie den kleinen Hahn am Schlauch und lassen Sie etwas Wasser ablaufen, damit verbliebene Luft aus dem Schlauch entweichen kann. Drehen Sie den Hahn dann wieder zu.

- Fetten Sie Darmrohr und After mit Vaseline ein.

- Knien Sie sich dann im Vierfüßlerstand auf ein Handtuch. Alternativ legen Sie sich auf die linke Körperseite und ziehen die Knie leicht an.

- Führen Sie das Darmrohr durch sanfte Drehbewegungen etwa 2 bis 3 Zentimeter tief in den Darm ein. Dies sollte keinerlei Schmerzen verursachen!

- Dann öffnen Sie wieder den Hahn und lassen das warme Wasser in Ihren Darm einlaufen. Sollte das Wasser nicht richtig einlaufen oder stoppen, drehen Sie noch ein wenig am Rohr oder schließen und öffnen Sie den Hahn erneut. Entspannen Sie dabei Ihre Bauchdecke, damit sich das Wasser gut im Darm verteilen kann.

- Ist das gesamte Wasser eingelaufen, entfernen Sie das Darmrohr vorsichtig.

- Sie werden schon nach kurzer Zeit einen sehr starken Entleerungsdrang verspüren. Versuchen Sie trotzdem, das Wasser für 5 bis 10 Minuten im Darm zu halten.

- Entleeren Sie anschließend auf der Toilette Ihren Darm.

- Gönnen Sie sich danach eine kurze Ruhepause von etwa 20 Minuten mit einer Wärmflasche auf dem Bauch.

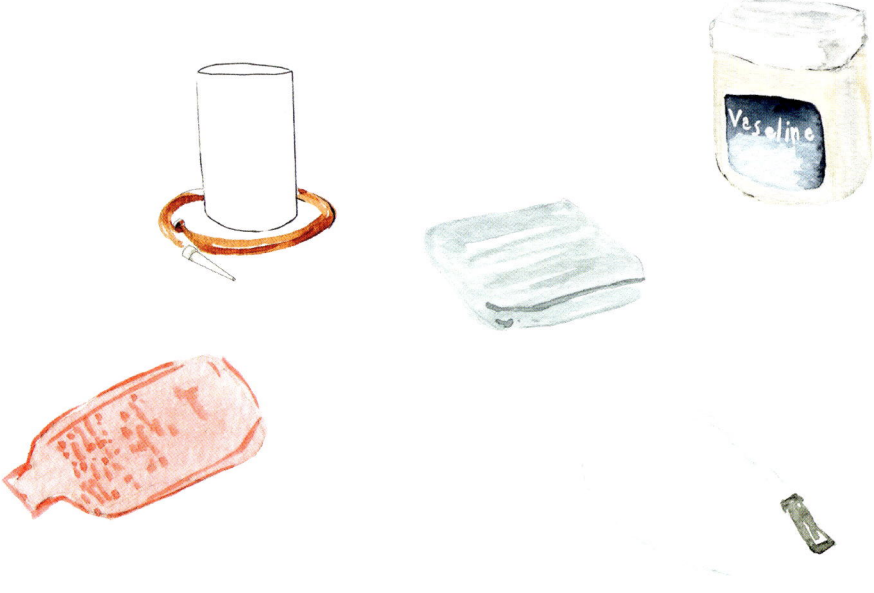

DIE RÜCKKEHR ZUR NAHRUNGSAUFNAHME

DAS FASTENBRECHEN

Das Fastenbrechen, die erste Nahrungsaufnahme nach dem Fasten, ist Teil jeder
klassischen Fastenform. Womit das Fasten gebrochen wird, variiert. Beim Fasten
nach Buchinger etwa wird am Morgen
des ersten Aufbautags langsam und
achtsam ein reifer Apfel gekaut.

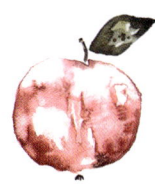

DIE AUFBAUTAGE

Auf das Fastenbrechen folgen bei allen
länger andauernden klassischen Fastenformen die sogenannten Aufbautage
(s. S. 32), an denen der Körper langsam
wieder an feste Nahrung gewöhnt wird.
Der Organismus schaltet dabei von Ausscheidung auf Aufnahme zurück.
Während des Fastens wurde die Pro-
duktion von Verdauungssäften reduziert
bzw. eingestellt. Diese wird nun stufen-
weise durch intensives Kauen, den Verzehr von Rohkost und Frucht- oder Milch-
säuren sowie Ruhe und Konzentration
beim Essen wieder angeregt. Dabei wird
gleichzeitig das neue Essverhalten ein-

Grundsätzlich ist die Umstellung von Fasten
auf Essen schwieriger als der Fasteneinstieg,
denn hier sind mehr Geduld und Disziplin
gefordert. Ein häufiger Fehler ist es, sofort
wieder die gleiche Nahrungsmenge aufzunehmen wie vor dem Fasten. Die Folgen sind
Magenschmerzen, Völlegefühl und Unwohlsein. Außerdem wird so die Chance vergeben,
sich nach dem Fasten einen neuen, bewusste-
ren Lebensstil anzueignen.

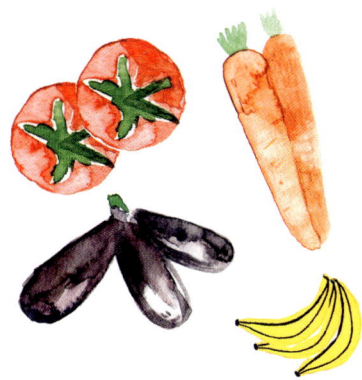

studiert, das für die Nachhaltigkeit der
Fastenergebnisse unabdingbar ist.
Wenn Sie ein paar Dinge beachten, gelingt Ihnen der Aufbau ganz leicht:
· Die **Kalorienzufuhr** wird schrittweise
  von Tag zu Tag gesteigert. Wichtig ist
  aber vor allem, in sich hineinzuhören,

wann der Körper satt ist, und dann mit dem Essen aufzuhören. Durch die Fastentage hatte der Körper die Chance, verlorengegangene Mechanismen wie etwa das Sättigungsgefühl neu zu trainieren. Auch der Geschmackssinn ist wieder sensibler und empfänglicher für gesundheitsfördernde Nahrungsmittel.

· Die **Anzahl** der Aufbautage richtet sich nach der Anzahl der Fastentage. Es gilt die Faustregel, dass mindestens 1/3 der Fastentage als Aufbautage angehängt werden sollen. Wenn man also fünf Tage gefastet hat, sollte man mindestens zwei Aufbautage durchführen.

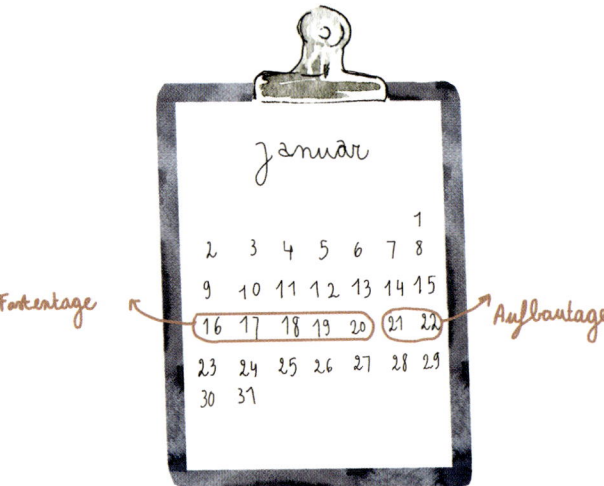

· Verzehrt werden sollten ausschließlich fettarme, **leicht verdauliche Lebensmittel,** um den Körper nicht

zu überfordern, z. B. leichte Gemüsesuppen, Pellkartoffeln oder Reis mit Gemüse, Frischkost usw. Die Lebensmittel sind dabei möglichst frisch, qualitativ hochwertig und aus kontrolliert biologischem Anbau zu wählen. Nach und nach kommen Getreideprodukte wie Knäckebrot und Milchprodukte, z. B. Joghurt, hinzu. Schwer verdauliche Lebensmittel wie Gebratenes, Frittiertes, Fleisch, Hülsenfrüchte oder Kohl sind zu meiden, sie können zu Magenkrämpfen oder Kreislaufproblemen führen.

Durch die Aufnahme von Ballaststoffen wird der Darm gefüllt und langsam wieder in Schwung gebracht. Unterstützend für die Darmtätigkeit wirken beispielsweise

– Leinsamen, Obst, Gemüse, Salate, Vollkornbrot,
– eingeweichte Backpflaumen oder Feigen,
– ausreichendes Trinken, am besten weiterhin täglich 2 bis 3 Liter Wasser und ungesüßte Kräutertees,
– Bewegung.

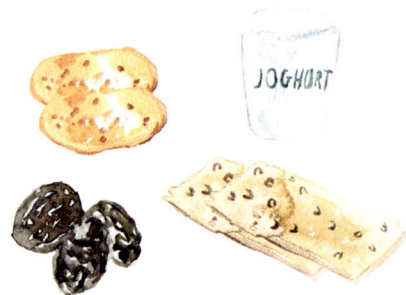

Während des Kostaufbaus können schon kleine Mengen Alkohol betrunken machen und die Leberzellen schädigen – daher unbedingt noch verzichten!

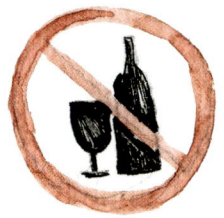

Die erste selbstständige Darmentleerung erfolgt meist erst am zweiten oder dritten Aufbautag.

· Auf **Genussgifte** wird nach wie vor verzichtet.

Während der Aufbautage können die folgenden **Begleiterscheinungen** auftreten:

· **Müdigkeit und leichte Kreislaufprobleme:** Etwa ein Drittel der Kreislaufarbeit wird für die Bewältigung der Verdauung benötigt, und diese Energie wurde während des Fastens eingespart. Wenn jetzt die Verdauung durch die Aufnahme von Nahrung langsam wieder aktiviert wird, fließt viel Blut in den Bauchraum und steht nicht mehr dem Kopf und der Muskulatur zur Verfügung. Daher ist während der Umstellungsphase ausreichend Ruhe sehr wichtig, vor allem nach den Mahlzeiten.

· **Verstopfungen und Blähungen:** Diese können auftreten, bis sich der Darm wieder an seine Tätigkeit gewöhnt hat. Abhilfe schaffen Sie durch
   – langsames Essen und gründliches Kauen,
   – Fenchel-Anis-Kümmeltee,
   – Einläufe.

· **Gewichtzunahme:** Der Körper lagert nach dem Fasten Wasser ein, das er für die Inbetriebnahme des Verdauungsapparats und die Befeuchtung aller Schleimhäute benötigt und das ihm bei der Stabilisierung des Kreislaufs hilft.

Geschafft! Die Aufbauphase endet, wenn der Körper wieder seine normale Tätigkeit aufgenommen hat. Eine ausgewogene Ernährung und ausreichend Bewegung helfen ihm dabei, nach Abschluss des Fastens gesund zu bleiben. Zudem ist das Hungergefühl nach den Fastentagen reduziert, wodurch es jetzt leichter fällt, auch weiterhin weniger (und gesünder) zu essen und positive Fasteneffekte wie das reduzierte Gewicht beizubehalten oder weiter auszubauen.

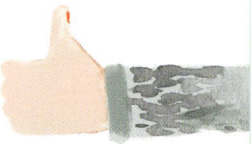

ANLEITUNG FÜR DIE AUFBAUTAGE

1. **Trinken Sie** jeden Tag weiterhin 2 bis 3 Liter Wasser oder ungesüßte Kräutertees.
2. **Leichte Bewegung** ist an allen Aufbautagen empfehlenswert.
3. **Steigern Sie** die Kalorienzufuhr von Tag zu Tag nur langsam!

- Die Aufbautage sind für den Körper anstrengender als die Fastentage selbst. Wenn Sie sich schlapp fühlen, gönnen Sie sich Ruhe – diese sogenannten **Aufbauflauten** gehören zum Fasten dazu. Die Erschöpfung geht vorüber, wenn der Magen-Darm-Trakt seine Tätigkeit wieder vollständig aufgenommen hat.

- Essen Sie am zweiten Aufbautag z. B.
  - morgens Kräutertee, dazu eingeweichte Backpflaumen oder ein Glas Buttermilch mit zwei Teelöffeln Leinsamen,
  - mittags einen Frischkostsalat und gedünstetes Gemüse mit Kartoffeln oder Reis,
  - abends Frischkost und eine Gemüsesuppe, außerdem Buttermilch mit Leinsamen und Knäckebrot.

MORGENS:

- Um den Kreislauf anzuregen, beginnen Sie den Tag mit einer Bürstenmassage (vor oder während des Duschens) und einer Wechseldusche und machen Sie etwas Gymnastik.
- Trinken Sie eine Tasse Kräutertee.

VORMITTAGS:

- Fastenbrechen mit einem reifen Apfel – haben Sie einen empfindlichen Magen, sollten Sie den Apfel dünsten.
- Essen Sie den Apfel langsam und kauen und schmecken Sie ihn ganz bewusst. Sie werden erstaunt sein, wie satt ein Apfel machen kann und was er für ein herrliches Geschmackserlebnis ist!

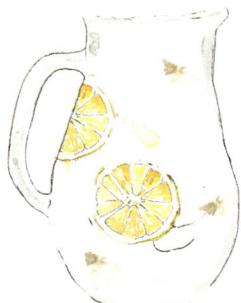

MITTAGS:

- Essen Sie eine Kartoffel-Gemüse-Suppe oder eine andere vergleichbare Gemüsesuppe.
- Legen Sie sich nach dem Essen hin und gönnen Sie Ihrem Körper eine bewusste Mittagpause. Nutzen Sie die Zeit für einen Leberwickel. Die Verdauung kommt nun langsam wieder in Gang, und das kann sehr müde machen.

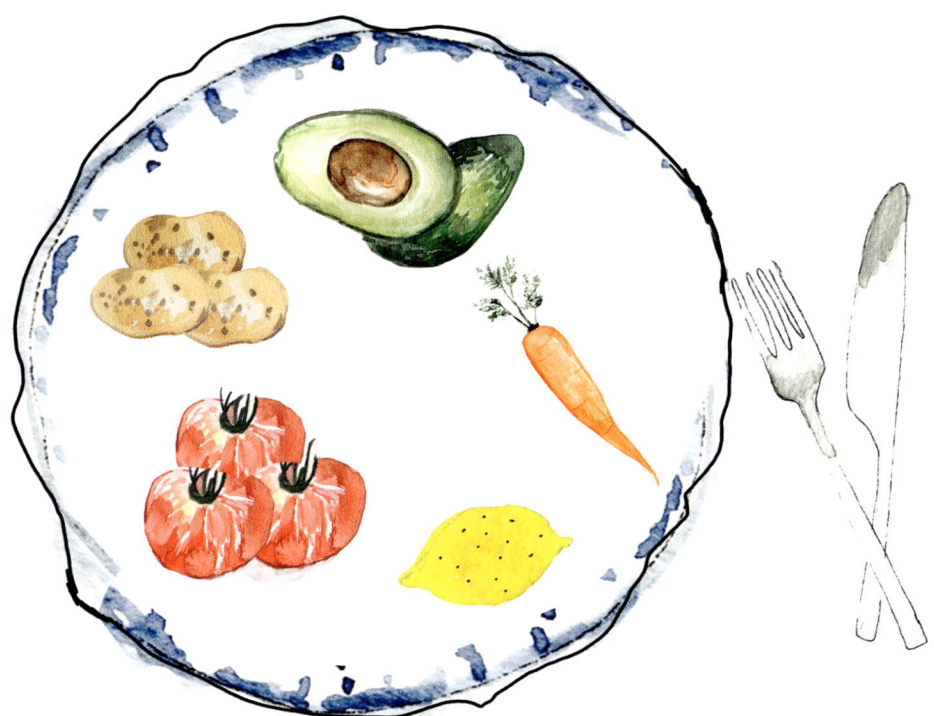

NACHMITTAGS:

- Wenn Sie sich erschöpft fühlen, bleiben Sie zu Hause und ruhen Sie sich aus. Ansonsten kann ein kurzer Spaziergang erfrischend wirken.
- Trinken Sie weiterhin ausreichend.

ABENDS:

- Essen Sie eine Gemüsesuppe, z. B. aus Karotten oder Tomaten, dazu kann es Buttermilch mit Leinsamen und Knäckebrot geben.
- Entspannen Sie sich und gehen Sie früh zu Bett.

TEST: WELCHER FASTEN-TYP SIND SIE?

Kreuzen Sie an, welche der nachfolgenden Aussagen auf Sie zutreffen, und finden Sie heraus, welche Fastenform am besten zu Ihnen passt: Die Ziffer, die Sie am häufigsten gewählt haben, verrät es Ihnen. Es können mehrere Fastenformen infrage kommen.

☐ Ich möchte fasten, um meinen gesundheitlichen Zustand zu verbessern. (1)

☐ Ich möchte beim Fasten vor allem Gewicht reduzieren. (1, 2, 3, 4, 5, 6, 7, 8)

☐ Ich bin eher zu dünn als zu dick. (9)

☐ Es fällt mir leicht, auf Essen zu verzichten. (1, 2, 6)

☐ Ich leide häufig an Verdauungsproblemen (z.B. Verstopfung oder Blähungen) und möchte meinen Darm sanieren. (1, 8)

☐ Ich hoffe, durch eine Fastenkur meine Essstörung in den Griff zu bekommen. (9)

☐ Auf meinen morgendlichen Kaffee kann ich unmöglich verzichten. (4, 5)

☐ Ich kann mir nicht vorstellen, mit Glaubersalz abzuführen oder einen Einlauf zu machen. (4, 5, 7)

☐ Ich ernähre mich vegan. (1, 2, 3, 4, 5, 6)

☐ Ich würde gerne fasten, bin aber nicht besonders diszipliniert. (4, 5, 8)

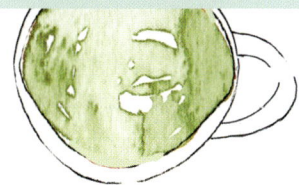

DIE EMPFOHLENEN FASTENFORMEN:

1 = Heilfasten	6 = Saftfasten
2 = Fasten für Gesunde	7 = Molkefasten
3 = Basenfasten	8 = Mayr-Kur
4 = Fasten-imitierende Diät	9 = In der aktuellen Situation
5 = Intervallfasten	sollten Sie nicht fasten.

☐ Ich bin schwanger. (9)

☐ Die Vorstellung, komplett auf Essen zu verzichten, fällt mir sehr schwer. (3, 4, 5, 8)

☐ Für mich muss es möglichst unkompliziert sein. (5)
Ich möchte mir eine bewusste Auszeit nehmen. (1, 2, 8)

☐ Ich stille noch und möchte meine Baby-Kilos loswerden. (9)

☐ Das Fasten muss sich gut in meinen Alltag integrieren lassen. (5, 3)

☐ Entlastungstage, Fastentage, Aufbautage – das ist mir viel zu kompliziert! (5)

☐ Ich möchte meiner Gesundheit vorbeugend etwas Gutes tun. (1, 2, 3, 4, 5, 6, 7, 8)

☐ Ohne feste Nahrung halte ich es keinen einzigen Tag aus! (4, 5)

☐ Ich leide an einer ernsten Erkrankung oder wurde kürzlich operiert. (9)

DIE 5 BESTEN TIPPS ZUM DURCHHALTEN:
DAS HILFT ...

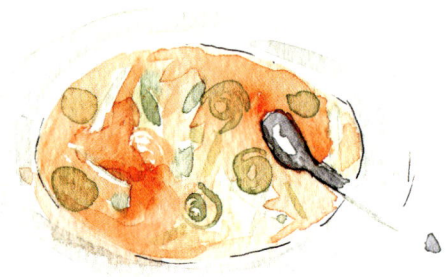

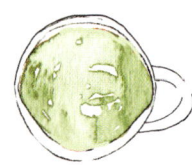

... bei Hungergefühlen: Trinken Sie ein großes Glas Wasser oder eine Tasse Tee. Wenn das nicht hilft, löffeln Sie langsam einen Teller Gemüsebrühe oder einen verdünnten Fruchtsaft. Auch Ablenkung und Bewegung an der frischen Luft können Hungergefühle vertreiben. Sehr wirkungsvoll ist auch ein Einlauf.

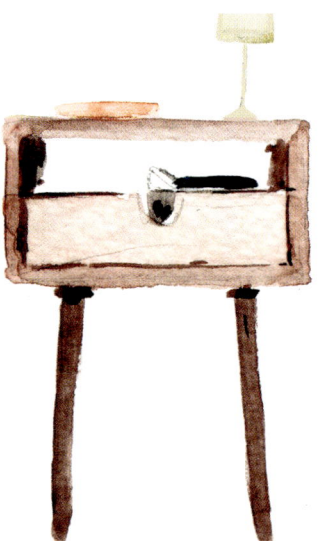

... bei Schlafproblemen: Lassen Sie den Abend entspannt ausklingen, z. B. mit einem guten Buch oder einem kleinen Spaziergang kurz vor dem Schlafengehen, und schlafen Sie bei geöffnetem Fenster.

... bei Magenproblemen: Bei Durchfall kann es hilfreich sein, für eine Weile auf Fruchtsäfte zu verzichten. Warmer Tee, Ruhe und eine Wärmflasche lindern die Beschwerden. Auch die Einnahme von einem Löffel Heilerde kann helfen. Bei Blähungen hilft ein Kräutertee aus Fenchel, Anis und Kümmel.

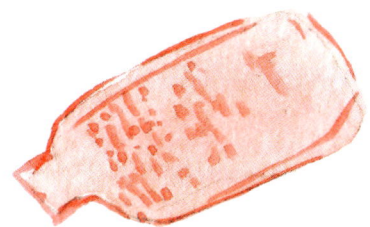

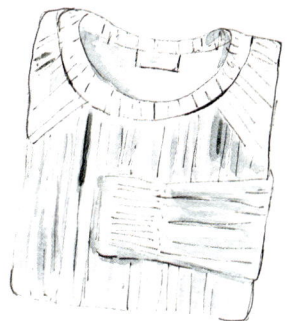

... bei Frieren und Frösteln: Bürstenmassagen, Wechselduschen am Morgen sowie viel Bewegung bringen den Kreislauf in Schwung. Greifen Sie zu wärmerer Kleidung als sonst und trinken Sie vermehrt warme Getränke, z. B. Ingwertee und Gemüsebrühe. Auch eine Wärmflasche verschafft Linderung.

... bei Kopfschmerzen: Viel Trinken, Ruhe und Bewegung an der frischen Luft können die Kopfschmerzen vertreiben. Auch ein Einlauf wirkt meistens Wunder.

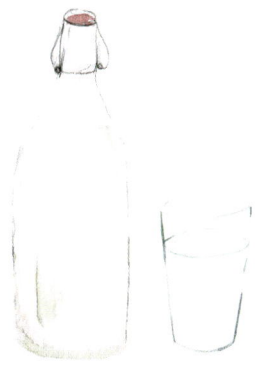

KLASSISCHE FASTENFORMEN

ALTBEWÄHRT UND ERWIESEN ERFOLGREICH

Egal aus welchen Gründen Sie fasten – um Ihr Gewicht zu reduzieren, als Form der Selbstreinigung für Körper und Geist, als allgemeine Gesundheitsvorsorge oder ein bisschen von all dem –, unter den folgenden klassischen Fastenformen werden Sie sicher eine finden, die Ihr Ziel optimal unterstützt.

Die Bezeichnung „klassisch" meint in diesem Zusammenhang altbewährte Methoden, die auf eine lange Tradition zurückblicken und mit denen bereits vielen Menschen geholfen werden konnte. Es gibt dabei unterschiedliche Fastenformen. Einige verzichten nicht komplett auf die Nahrungsaufnahme, Essen in Maßen ist hier erlaubt.

Die klassischen Fastenformen zeichnen sich alle dadurch aus, dass stets für eine längere Zeit gefastet wird, also wie bei einer Kur über mehrere Tage oder Wochen hinweg. Einige werden idealerweise unter professioneller Anleitung in einer Fastenklinik durchgeführt, andere in Eigenregie zu Hause. Immer findet zudem eine bewusste Rückbesinnung auf sich selbst und den eigenen Körper statt, und meist sind die Erfolge direkt sicht- und spürbar.

Auch um beispielsweise mit dem Rauchen aufzuhören, bieten sich die klassischen Fastenformen an: Der Alltag wird für einige Tage auf den Kopf gestellt und es entsteht Platz für neue Rituale und Verhaltensweisen.

BASENFASTEN

GRUNDPRINZIP

Die Heilpraktikerin Sabine Wacker hat die Basenfasten-Methode für Menschen entwickelt, die zwar die positiven Wirkungen des Fastens erleben möchten, aber nicht völlig auf die Aufnahme fester Nahrung verzichten können oder wollen, z. B. berufstätige, geschwächte oder gestresste Menschen. Der Körper entgiftet dabei wie bei einer Heilfastenkur (s. S. 45) – gleichzeitig ist das Basenfasten für viele Menschen aber besser verträglich, da weiterhin Nahrung aufgenommen wird. Damit handelt es sich um eine milde Fastenform, die selbstständig zu Hause durchgeführt werden kann und sich gut in den Alltag integrieren lässt.

Es werden ausschließlich **basenbildende Lebensmittel** aufgenommen, während auf säurebildende Nahrung verzichtet wird. Im Zentrum steht die Annahme, dass es saure und basische Lebensmittel gibt und ein Säureüberschuss im Körper viele gesundheitliche Beschwerden wie Infektanfälligkeit, Bluthochdruck, Diabetes, Osteoporose, Kopfschmerzen, Verdauungsprobleme, Müdigkeit sowie Hautprobleme auslösen kann.

Der Begriff Fasten ist hier etwas irreführend, da nicht auf die Aufnahme von Nahrung verzichtet wird. Die Nährstoffversorgung ist somit während der Fastenkur gewährleistet und der Stoffwechsel wird nicht strapaziert.

ZIEL UND WIRKUNG

Ziel der Kur ist es, den Körper zu entsäuern, zu entgiften und zu entlasten sowie den **Säure-Basen-Haushalt** wieder ins Gleichgewicht zu bringen. Chronische Erkrankungen wie Rheuma, Asthma, Bluthochdruck oder Neurodermitis können so positiv beeinflusst werden. Basenfasten eignet sich zudem ideal zum Abnehmen und kann generell von jedem Erwachsenen als Gesundheitsprävention angewandt werden.

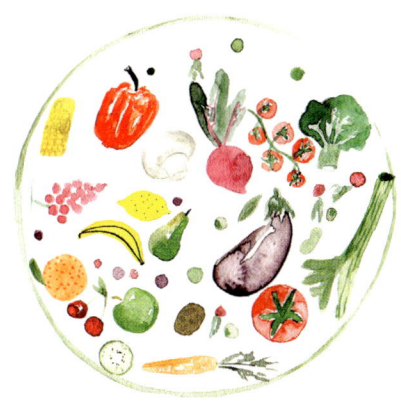

Folgende **Grundregeln** sollten beim Basenfasten beachtet werden:

1. Rohkost und Obst stets nur bis 14 Uhr verzehren.
2. Die letzte Mahlzeit immer vor 18 Uhr einnehmen.
3. Gemüse dünsten, dabei aber darauf achten, dass es knackig bleibt.
4. So wenig wie möglich essen.
5. Sparsam würzen.
6. Sorgfältig kauen.
7. Mehr Gemüse als Obst essen; der Obstanteil sollte bei maximal 20 % liegen.

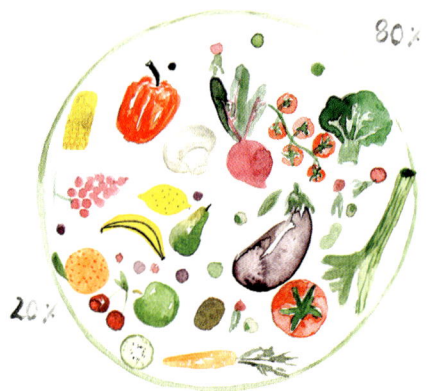

Daneben tragen viel Bewegung, Ruhepausen, Massagen, basische Fußbäder, Leberwickel und ausreichend Schlaf zum Erfolg der Fastenkur bei.

Das Basenfasten dauert in der Regel **acht Tage**, kann aber auch bis zu zwei Wochen dauern.

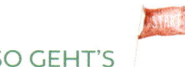

Das Basenfasten beginnt mit einem bis zwei **Entlastungstagen.**
An den eigentlichen **Fastentagen** dürfen nur basische Lebensmittel wie Obst, Gemüse, frische Kräuter, Keimlinge, Nüsse sowie hochwertige Öle wie Leinöl, Olivenöl oder Rapsöl verzehrt werden, und diese auch nur in bestimmten Mengen. Es sind drei Hauptmahlzeiten pro Tag vorgesehen und keine Zwischenmahlzeiten erlaubt. Getrunken werden 2 bis 3 Liter stilles Wasser oder ungesüßte Kräutertees. Säurebildende Lebensmittel, z. B. Fleisch, Wurst, Milchprodukte, Weißmehl, Teigwaren, Reis, Eier, Süßigkeiten, Kaffee und Alkohol, sind vollständig zu meiden.

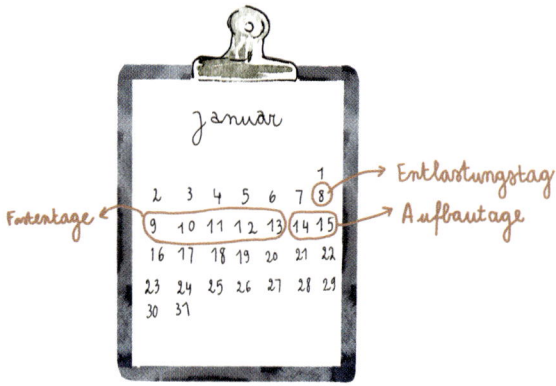

Wenn hier von „sauer" gesprochen wird, ist nicht der Geschmack des Lebensmittels gemeint, sondern die Art und Weise, wie der Körper es verstoffwechselt. Dies hängt von der chemischen Zusammensetzung des Lebensmittels ab. Obwohl beispielsweise Zitronen sauer schmecken, haben sie im Körper eine basische Wirkung.

Nach Beendigung der Kur ist wie üblich ein langsamer und überlegter Kostaufbau an einem bis zwei **Aufbautagen** wichtig. Es wird empfohlen, langfristig auf eine basenbetonte Ernährung umzustellen.

WELCHE LEBENSMITTEL SIND BASISCH, WELCHE BILDEN SÄUREN?

Basische Lebensmittel – im Optimalfall aus kontrolliert biologischem Anbau
- Gemüse
- reifes Obst
- Salate und frische Kräuter
- Pilze
- Keimlinge
- Samen und Kerne, z. B. Sesamsaat, Leinsamen
- Öle, z. B. Leinöl, Olivenöl, Rapsöl
- Mandeln, Walnüsse, Pistazien, Macadamianüsse
- Blütenpollen
- Mandelmus
- Quellwasser
- verdünnte Kräutertees

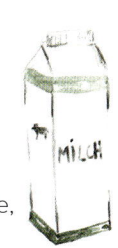

Säurebildende Lebensmittel
- Fleisch, Wurst, Fisch
- Milch und Milchprodukte
- Eier
- alle Weißmehlprodukte, z. B. Nudeln, Brot, Gebäck
- polierter Reis
- Zucker und Zuckerwaren
- Erdnüsse und Paranüsse
- Fast Food
- gehärtete, raffinierte Fette und Öle, Margarine
- kohlensäurehaltige Getränke
- Kaffee, Schwarztee, Früchtetee
- Limonade, Energy-Drinks, Cola
- Alkohol

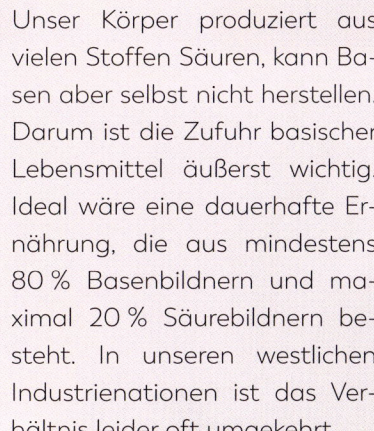

Unser Körper produziert aus vielen Stoffen Säuren, kann Basen aber selbst nicht herstellen. Darum ist die Zufuhr basischer Lebensmittel äußerst wichtig. Ideal wäre eine dauerhafte Ernährung, die aus mindestens 80 % Basenbildnern und maximal 20 % Säurebildnern besteht. In unseren westlichen Industrienationen ist das Verhältnis leider oft umgekehrt.

FASTEN NACH F. X. MAYR

GRUNDPRINZIP

Die Fastenkur nach dem österreichischen Kurarzt Franz Xaver Mayr (1875–1965) ist auch als Milch-Semmel-Kur bekannt und legt den Fokus auf die Darmgesundheit und auf das Erlernen des richtigen Essverhaltens: Die Art der Essensaufnahme hatte für Mayr eine größere Bedeutung als die Auswahl der Speisen selbst. Ein oft beschriebener Vorteil dieser Kur ist das ausbleibende Hungergefühl, da feste Nahrung – in Maßen – erlaubt ist: nämlich die **Kursemmeln** als eine Art Schonkost, die beruhigend auf den Darm wirken; in erster Linie dienen sie aber dem Kautraining.

ZIEL UND WIRKUNG

Die Gesundheit des Darms steht bei dieser Fastenform im Mittelpunkt. Ziel ist eine gründliche **Darmreinigung,** die den gesamten Verdauungstrakt entlastet und nachhaltig regeneriert. Insbesondere bei Patienten mit Verdauungsstörungen oder auch Verstopfung kann die Mayr-Kur zur Verbesserung des Zustands beitragen: Durch die Schonkost kann der Darm soweit geschult werden, dass er eine leichte, vollwertige Ernährung wieder vertragen und verwerten kann. Zudem werden das Verständnis für eine gesunde Ernährung sowie **das richtige Kauen** der Nahrung intensiv trainiert und vermittelt, um die Ernährung auch nach dem Fasten nachhaltig zu verändern. Darüber hinaus wirkt die Mayr-Kur entgiftend und dient der allgemeinen Gesundheitsförderung.

BESONDERHEITEN

Die Mayr-Kur beruht auf **drei Säulen:** Schonung, Säuberung, Schulung.
1. **Schonung** beschreibt die Erholung und Regeneration des Verdauungstrakts, die durch die verschiedenen Diätstufen erreicht werden soll.
2. **Säuberung** meint die Entgiftung des Darms und seine Befreiung von Stoffwechselresten (Schlacken).
3. **Schulung** bezieht sich auf das Essverhalten: Die Mahlzeiten sollen konzentriert und achtsam ohne Ablenkung eingenommen werden. Zudem wird eine spezielle Ess- und Kautechnik gelehrt, durch die das Essen sehr gründlich gekaut wird.

Weitere wesentliche Elemente der Kur sind verschiedene **Anwendungen** wie

Bauchmassagen, Leberwickel, Bindegewebsmassagen, Einläufe und Darmspülungen. Insbesondere durch die Bauchmassagen sollen die Organe besser durchblutet und die Funktionen von Leber, Darm, Blase, Galle und Milz aktiviert und verbessert werden.

Viel Trinken, Bewegung, Wechselduschen, Bürstenmassagen, viel Ruhe und Schlaf runden das Programm ab.

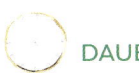

DAUER

Eine klassische Mayr-Kur dauert in der Regel **14 bis 28 Tage** und wird idealerweise in einer Fastenklinik unter ärztlicher Betreuung und mit professioneller Anleitung durchgeführt.

Unter Anleitung kann die Mayr-Kur auch zu Hause durchgeführt werden. Der Arzt sollte dabei aber unbedingt speziell dafür geschult sein, denn die individuelle, bedarfsorientierte Erstellung eines Ernährungsplans ist unerlässlich!

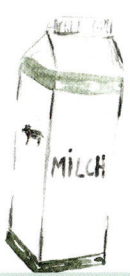

Zu Beginn werden die Patienten von speziell ausgebildeten Mayr-Fastenärzten untersucht und bekommen je nach Gesundheitszustand eine individuell angepasste Kur verordnet. Genussgifte sind während der gesamten Kur verboten.

Sie beginnt stets mit der **Vorkur,** während der 7 bis 14 Tage lang nur Kräutertees, Wasser und Gemüsebrühe erlaubt sind. Dabei wird jeden Morgen mit Bittersalz abgeführt.

Die Dauer und die genaue Ausgestaltung der anschließenden **Milch-Semmel-Kur** werden ebenfalls individuell festgelegt. Die Fastenden nehmen dabei z. B. morgens und mittags eine zwei bis vier Tage alte, luftgetrocknete Weizensemmel zu sich, die sogenannte Kursemmel, und dazu etwas Milch, die löffelweise aufgesogen werden soll. Semmel und Milch müssen sehr langsam gegessen und gründlich eingespeichelt werden: Jeder Bissen ist 30 bis 40 Mal zu kauen, bevor der vorverdaute Speisebrei mit einem Teelöffel Flüssigkeit hinuntergeschluckt werden darf. So werden Speichelproduktion und Verdauungsorgane angeregt und der Speisebrei optimal für die Verstoffwechselung vorbereitet. Außerdem führt dieses Essverhalten zu einem früheren und länger anhaltenden Sättigungsgefühl, wodurch automatisch weniger gegessen wird. Abends gibt es ausschließlich Tee, der ebenfalls löffelweise einzunehmen ist. Daneben sind den ganzen Tag lang reichlich Wasser und Kräutertees erlaubt.

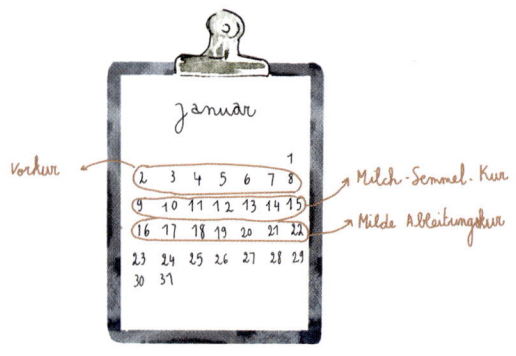

Da viele Menschen Gluten, Laktose oder Milcheiweiß nicht vertragen, dürfen auch andere Brotsorten verwendet werden, z. B. Dinkel- oder Buchweizenbrot. Die Kuhmilch kann durch Schaf-, Ziegen- oder auch Sojamilch ersetzt werden.

An die Milch-Semmel-Kur schließt sich die **milde Ableitungsdiät** an. Es handelt sich um eine leichte, basenreiche Kost, bestehend aus viel Gemüse, Obst, pflanzlichen Brotaufstrichen und frischen Kräutern, außerdem Quark, Hüttenkäse, Hafer- und Reisschleim. Rohkost, Salz, Fett und Fleisch sind nur sehr eingeschränkt erlaubt. Auch in dieser Phase wird abends eine Kursemmel verzehrt. Zwischenmahlzeiten sind nicht vorgesehen.

Vollwertige Nahrung wie Gemüse schmeckt umso besser, je länger sie gekaut wird. Anders verhält es sich mit minderwertigen oder industriell hergestellten Lebensmitteln, z. B. Fertigprodukte: Sie verlieren durch die künstlichen Aromastoffe schnell an Geschmack. Gründliches Kauen kann somit eine gesündere Ernährung fördern, da diese länger besser schmeckt und auf Dauer eher vorgezogen wird.

Der Darm ist die Wurzel
der Pflanze Mensch.
F. X. Mayr

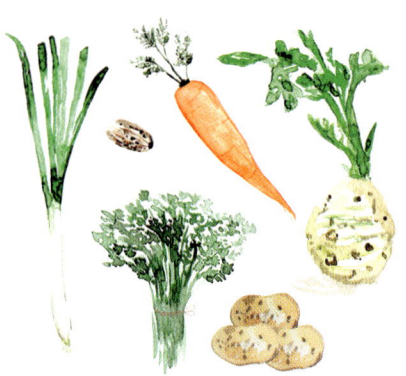

HEILFASTEN NACH BUCHINGER UND FASTEN FÜR GESUNDE

GRUNDPRINZIP

Nachdem der deutsche Arzt Dr. Otto Buchinger (1878–1966) seine schwere Rheuma-Erkrankung durch Fasten vollständig heilen konnte, gründete er 1920 seine erste Fastenklinik. Er prägte damit den Begriff des Heilfastens maßgeblich, und noch heute wird darunter eine **stationäre, interdisziplinäre Therapie** chronischer Zivilisationserkrankungen verstanden.

Der Buchinger-Schüler Dr. med. Hellmut Lützner (*1928) hat daraus das „Fasten für Gesunde" entwickelt, das nicht mit Heilfasten zu verwechseln ist und selbständig zuhause durchgeführt wird. Man verzichtet dabei fünf Tage lang auf feste Nahrung und nimmt **ausschließlich Gemüsebrühe, Tee, Saft und Wasser** auf.

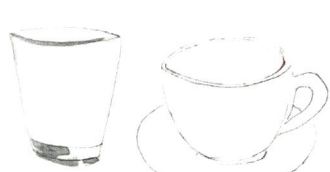

ZIEL UND WIRKUNG

Ziel bei beiden Methoden ist es, den Stoffwechsel zu entlasten und **Giftstoffe auszuleiten.** Daneben hilft eine Heilfastenkur nachweislich bei Erkrankungen wie Bluthochdruck, Diabetes mellitus Typ 2, Gicht, Rheuma, Arthrose, Darmerkrankungen wie Morbus Crohn, Allergien und Migräne.

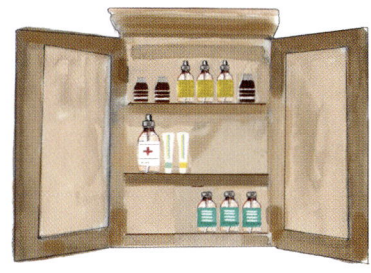

BESONDERHEITEN

Es steht ein **ganzheitlicher Ansatz** im Mittelpunkt: Neben dem Nahrungsverzicht gehören auch körperliche Betätigung und geistige Aktivitäten wie die Rückbesinnung auf sich selbst zu dieser Methode.

Ausreichend Bewegung unterstützt den Körper bei der Entgiftung und verhindert gleichzeitig den Abbau von Muskeleiweiß.

Integrieren Sie darum lange Spaziergänge, Wanderungen, Ausdauersportarten und Gymnastik in Ihren Tagesablauf.

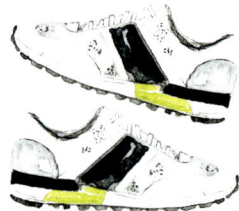

Außerdem werden empfohlen:
- Wechselduschen und Bürstenmassagen am Morgen;
- Leberwickel = feuchtheiße Auflagen auf den Oberbauch zur Unterstützung der Leberfunktion;
- Entspannungsübungen wie Yoga, Meditation oder autogenes Training;
- regelmäßige Ruhepausen.

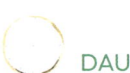

DAUER

Für eine stationäre Heilfastenkur werden in der Regel **zwei bis vier Wochen** angesetzt, das Fasten für Gesunde dauert mindestens **acht Tage** (bei einem Entlastungstag, fünf Fastentagen und zwei Aufbautagen).

Beim stationären Heilfasten befindet man sich unter fastenärztlicher Anleitung, die Vorgehensweise variiert je nach Krankheitsbild ein wenig.

Das Fasten für Gesunde startet mit einem bis zwei **Entlastungstagen.**

> Viele Menschen ohne Fastenerfahrung stellen sich vor, dass man tagelang von Hunger gequält wird – dabei hört das Hungergefühl tatsächlich auf, sobald der Darm vollständig entleert ist und der Magen die Produktion von Verdauungssäften vorübergehend eingestellt hat. Dies wird mit der Darmreinigung zu Beginn erreicht.

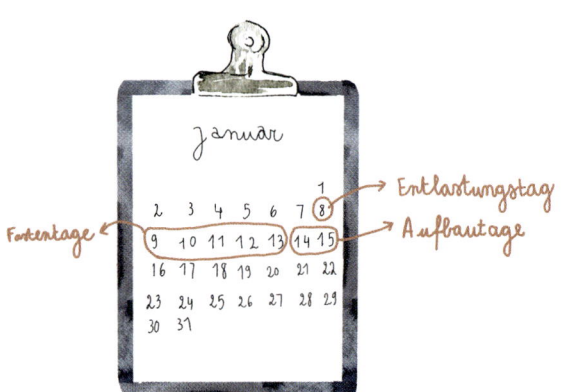

Der erste Fastentag beginnt mit einer gründlichen **Darmreinigung.**

Danach und während der vier folgenden **Fastentage** wird ausschließlich getrunken, etwa 3 Liter pro Tag: Wasser, verdünnte Obst- und Gemüsesäfte, Kräutertees. Mittags wird langsam eine selbst gekochte Gemüsebrühe gelöffelt. Maximal 250 Kalorien werden so aufgenommen. Dazu gibt es Honig und Zitronenschnitze. Schon 20 Gramm Honig pro Tag stoppen 50 % des Muskeleiweißabbaus während des Fastens. Zusätzlich kann auch etwas Buttermilch verzehrt werden, um diesem entgegenzuwirken.

> Wenn Sie zu Beginn des Fastens noch mit Hunger oder Kopfschmerzen kämpfen, trinken Sie ein Glas Buttermilch und führen Sie mit einem Einlauf noch einmal gründlich ab. Insbesondere die Kopfschmerzen sind danach in der Regel verschwunden.

Nach dem Fastenbrechen, das beim Buchinger-Fasten klassischerweise mit einem reifen Apfel durchgeführt wird, folgen zwei bis drei **Aufbautage.**

REZEPT: FASTENBRÜHE

Kochen Sie sich am besten täglich oder alle zwei Tage eine frische Brühe, damit diese beim Verzehr noch möglichst nährstoffreich ist, und erhitzen Sie immer nur die Menge, die Sie auch essen möchten.

Sie brauchen: Kartoffeln, Karotten, Knollensellerie, Lauch, Muskat, Petersilie.

- Kartoffeln, Karotten, Knollensellerie und Lauch waschen und in Würfel bzw. Ringe schneiden.
- Das Gemüse etwa 20 Minuten auf kleiner Flamme in ausreichend Wasser mit Gemüsebrühe köcheln, bis es weich ist.
- Die Brühe mit Muskat würzen, das Gemüse abseihen, Petersilie zugeben, fertig!

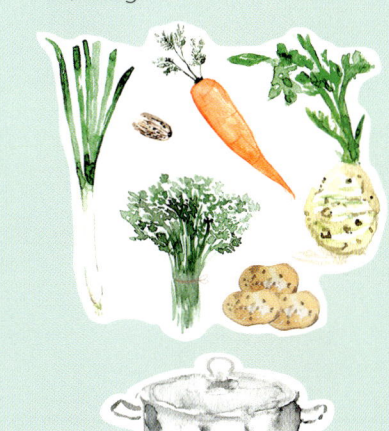

SAFTFASTEN

GRUNDPRINZIP

Das Saftfasten ist eine abgemilderte Form des Heilfastens, die leichter in den Alltag zu integrieren ist und selbstständig zu Hause ausgeführt werden kann. Hierbei werden ausschließlich **frische Obst- und Gemüsesäfte** in Kombination mit Wasser und ungesüßten Kräutertees getrunken. Durch die Säfte wird der Körper während des Fastens mit wichtigen Vitaminen und Mineralstoffen versorgt, ohne die Verdauung zu belasten.

ZIEL UND WIRKUNG

Das Saftfasten kann eine wirkungsvolle Methode sein, um Gewicht zu reduzieren und die Ernährungsgewohnheiten dauerhaft umzustellen. Die Fastenkur soll die **Entgiftung, Entschlackung und Entsäuerung** des Körpers anregen und zu mehr Wohlbefinden führen.

BESONDERHEITEN

Beliebt ist die Methode auch mit **Heilpflanzensäften,** denen vorbeugende und heilende Wirkungen auf den Organismus zugeschrieben werden.

Ein paar Beispiele:
· Brennesselsaft fördert die Ausscheidung, reinigt das Blut und sorgt für vermehrte Blutbildung.
· Thymiansaft löst Schleim und befreit die Atemwege.
· Löwenzahnsaft reinigt das Blut, stärkt die Leber und regt die Gallensaftproduktion an.
· Melissensaft hilft bei Magen-Darm-Beschwerden.
· Sonnenhutsaft stärkt das Immunsystem.

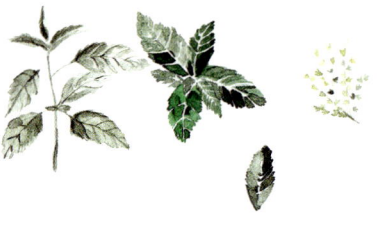

Idealerweise werden die Säfte mit einem Entsafter aus Bioobst und -Gemüse selbst gepresst. So sind sie garantiert frisch, enthalten keine unerwünschten Zusätze und wirken am besten.

Bei gekauften Säften darauf achten, dass sie keinen Zuckerzusatz oder Süßstoffe enthalten sowie kaltgepresst und nicht pasteurisiert sind (keine Konzentrate!). Eine gute Auswahl bieten Bioläden und Reformhäuser.

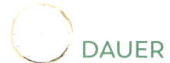

Eine klassische Saftfastenkur kann **drei oder sieben Tage** dauern oder auch auf zwei bis drei Wochen ausgedehnt werden, je nach Gesundheitszustand und persönlichem Fastenziel. Auch wöchentlich eingeschobene Safttage entfalten bereits eine entlastende Wirkung auf den Organismus.

 SO GEHT'S

Man verzichtet zunächst mehrere Tage auf Genussgifte, bevor man mit einem **Entlastungstag** das eigentliche Saftfasten beginnt.

Der erste Fastentag startet mit einer **Darmreinigung** mithilfe von Glaubersalz oder einem Einlauf. Danach und die kommenden **Fastentage** hindurch wird fünf Mal pro Tag ein Glas Obst- oder Gemüsesaft getrunken – insgesamt etwa 1 bis 1,5 Liter (ca. 750 Kalorien). Die Säfte sollen mit Wasser verdünnt, schluckweise getrunken und gut eingespeichelt werden, um die Verdauungsenzyme anzuregen.

Die Säfte sollte man mit Wasser und ungesüßten Kräutertees ergänzen. Auf Abwechslung bei der Wahl der Säfte achten, um den Körper mit möglichst vielen Vitaminen und Mineralstoffen zu versorgen. Am Morgen eignen sich vor allem Obstsäfte, da sie durch den natürlichen Zucker viel Energie spenden, gegen Abend sind Gemüsesäfte vorzuziehen.

Auch beim Saftfasten findet ein Fastenbrechen statt, dem zwei bis drei **Aufbautage** folgen.

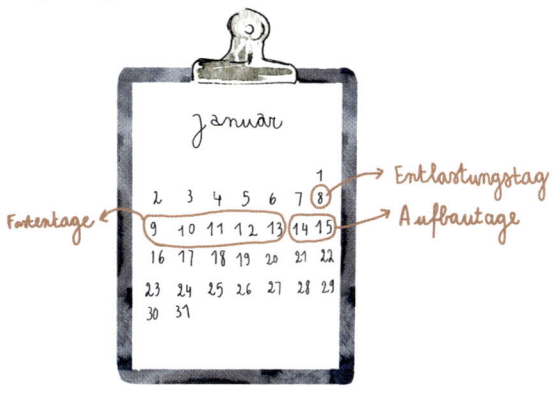

Falls beim Verzehr von Obstsäften Beschwerden wie Übelkeit, Durchfall oder Blähungen auftreten, könnte eine Fruchtzuckerunverträglichkeit (Fruktoseintoleranz) vorliegen. In diesem Fall sollten die Obstsäfte durch Gemüsesäfte ersetzt werden: Diese werden besser vertragen, da sie deutlich weniger Fruchtzucker enthalten.

MOLKEFASTEN

GRUNDPRINZIP

Das Molkefasten, auch als Molke-Trinkkur bekannt, ist eine Variante des Heilfastens und kann selbstständig zu Hause durchgeführt werden. Man verzichtet auch hier ganz auf feste Nahrung; der Unterschied ist aber die **Aufnahme von Molke.** Molke ist eine wässrig-milchige Flüssigkeit, die als Nebenprodukt bei der Quark- und Käseherstellung entsteht. Sie ist kalorien- und fettarm und enthält sehr wertvolles, vom Körper gut verwertbares Eiweiß sowie wertvolle Vitamine und Mineralstoffe, z. B. B-Vitamine, Kalium und Kalzium. Zudem hat Molke eine mild abführende Wirkung und unterstützt den Aufbau einer gesunden Darmflora.

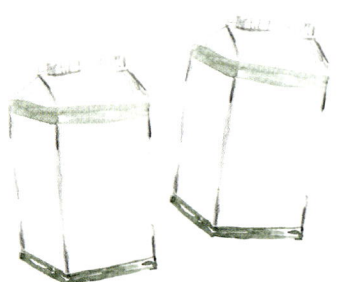

ZIEL UND WIRKUNG

Die Idee beim Molkefasten ist, dass das zugeführte Eiweiß den Muskeleiweißabbau verhindert, der während des Fastens begrenzt einsetzt. Der Körper wird entgiftet und das Immunsystem gestärkt, alle **Stoffwechselfunktionen werden angeregt** und Gelenkprobleme, Verdauungsbeschwerden und Herz-Kreislauferkrankungen können gelindert werden.

Molkefasten wird kontrovers diskutiert: Eine Grundregel für das Fasten besagt, dass der Körper nicht mit Allergenen oder Schadstoffen belastet werden soll, da diese beim Entgiften nicht nur vermieden, sondern aktiv ausgeschieden werden sollen. Genau diese Allergene und Schadstoffe stecken aber nach Ansicht vieler Fastenexperten in Molke, die ein Milchprodukt ist: Milch und ihre Bestandteile gehören zu den Stoffen, die bei Menschen häufig Nahrungsmittelunverträglichkeiten auslösen. Für Menschen mit Laktoseintoleranz ist Molkefasten gänzlich ungeeignet.

BESONDERHEITEN

Im Gegensatz zu den meisten Fastenkuren erfolgt beim Molkefasten **kein Abführen** mit Glaubersalz oder einem Einlauf, da Molke selbst eine leicht abführende Wirkung hat.

Zur Unterstützung der Fastenperiode ist eine leichte sportliche Betätigung in Form von Gymnastik, langen Spaziergängen oder Schwimmen ideal.

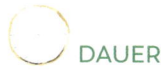
DAUER

Molkefasten kann über **einige Tage** bis zu einer Woche durchgeführt werden; längere Fastenperioden sollten nur mit ärztlicher Begleitung stattfinden.

SO GEHT'S

Das Molkefasten beginnt wie auch das Buchinger-Fasten mit einem bis zwei **Entlastungstagen.**

Während der **Fastentage** werden über den Tag verteilt 1 bis 1,5 Liter Kur-Molke getrunken, die mit Eiweiß und Kohlenhydraten angereichert ist. Daneben sollte Flüssigkeit in Form von Wasser, ungesüßten Kräutertees, Obst- und Gemüsesäften sowie Gemüsebrühe aufgenommen werden. Die tägliche Energiezufuhr liegt bei 300 bis 350 Kalorien.

Es ist wichtig, dass nach dem Fastenbrechen ausreichend **Aufbautage** folgen, etwa halb so viele wie die vorangegangenen Fastentage. Zum Aufbau sind auch einzelne Molkedrinks erlaubt.

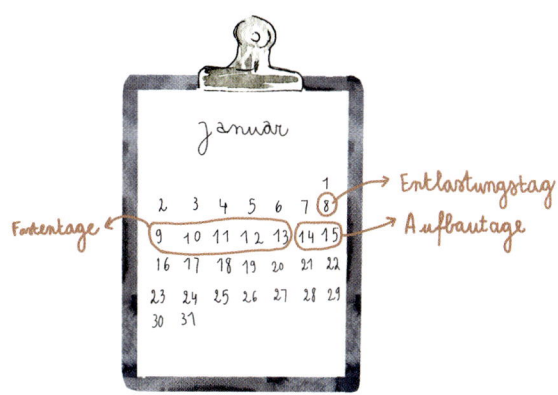

Wer vor allem Gewicht reduzieren möchte, kann statt des Molkefastens auch eine sogenannte Molkediät machen. Dabei werden eine oder mehrere Mahlzeiten am Tag durch einen Molkedrink ersetzt. Dafür sollten Sie naturbelassene Molke ohne Zusatzstoffe verwenden, die Sie fertig abgefüllt etwa in Bioläden oder Reformhäusern erhalten. Der leicht säuerliche Geschmack dieser Molke lässt sich durch die Zugabe von Fruchtsäften oder -püree abmildern. Alternativ gibt es Molkepulver, das in Saft oder in püriertes Obst oder Gemüse eingerührt werden kann.

Um einen Jojo-Effekt zu vermeiden, empfiehlt es sich, nur eine Hauptmahlzeit pro Tag durch einen Molkedrink zu ersetzen und bei den anderen Mahlzeiten bewusst auf gesunde Lebensmittel zu achten. Die Gewichtsreduktion erfolgt dann zwar etwas langsamer, aber nachhaltiger.

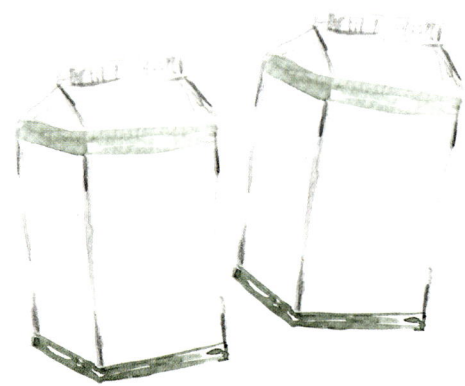

NEUE FASTENFORMEN

KURZ, DAFÜR REGELMÄSSIG

Neben den klassischen Fastenformen haben sich in den letzten Jahren einige neue Fastenformen herausgebildet, die sich zunehmender Beliebtheit erfreuen, weil sie sehr gut zu den modernen Lebensbedingungen passen. Wissenschaftliche Studien haben in den letzten Jahren gezeigt, dass sich die positiven gesundheitlichen Effekte des Fastens auch dann schon einstellen, wenn der Körper statt aufwendiger Kuren immer wieder kurze Esspausen bekommt. Die Ergebnisse dieser Studien waren beeindruckend: Verschiedene Krankheitsbilder wurden positiv beeinflusst, der Organismus regenerierte sich, es wurden Entzündungen gehemmt, körpereigene Reparaturprozesse angestoßen und es wurde altersbedingten Erkrankungen entgegengewirkt.

Aus evolutionsbiologischer Sicht ist der menschliche Körper von Natur aus nicht auf drei bis fünf Mahlzeiten am Tag ausgelegt. Zudem gehörten Perioden der Nahrungsknappheit schon immer zum menschlichen Dasein dazu. Daher scheint eine Ernährungsweise, die nicht ständig für Nachschub sorgt, in unseren Genen fest verankert – worauf unser Körper positiv reagiert. Nicht zu wenig Nahrung macht uns krank, sondern vor allem zu viel.

Heute untersuchen Forscherteams in der ganzen Welt Methoden, die sich leicht in den Alltag integrieren lassen, damit möglichst viele Menschen von den positiven Effekten des Fastens profitieren können. Das derzeit prominenteste Beispiel ist das Intervallfasten.

INTERVALLFASTEN

GRUNDPRINZIP

Beim Intervallfasten, das auch Intermittierendes Fasten genannt wird, wechseln sich Phasen des Fastens und Phasen der normalen Nahrungsaufnahme in einem bestimmten Rhythmus ab. Der Begriff intermittierend leitet sich vom lateinischen *intermittere* ab, etwa „aussetzen", „unterbrechen". Es handelt sich um eine sehr alltagstaugliche Fastenform, die zudem deutliche Erfolge bei der Gewichtsabnahme erzielt.

Die Idee ist, dass nicht nur entscheidend ist, was wir essen, sondern auch wann und wie oft. **Bewusste Esspausen,** die möglichst lang sein sollten, sorgen dafür, dass der Körper nicht permanent Insulin ausschüttet und der Autophagie-Prozess angestoßen wird, der hierbei eine bedeutende Rolle zu spielen scheint (s. S. 18).

ZIEL UND WIRKUNG

Diese Fastenform will von den vielen positiven Effekten des Fastens profitieren, ohne dass dabei Nebenwirkungen wie Schwäche oder Heißhunger eintreten. So werden im Gegensatz zu Methoden mit längerer Fastendauer dem Körper nur kurzfristig Nährstoffe entzogen, was er problemlos ausgleichen kann. Während der Fastenintervalle kann sich der Körper regenerieren und wichtige **Reparaturprozesse anstoßen.** Auch Entzündungen werden gehemmt.

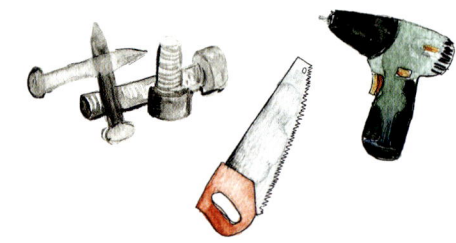

In Tierstudien wurde dies eindrücklich belegt: Amerikanische Zellbiologen ließen eine Gruppe Mäuse rund um die Uhr fressen; die Vergleichsgruppe durfte nur zehn Stunden pro Tag Nahrung aufnehmen. Beide Gruppen erhielten täglich dieselbe Kalorienanzahl. Ergebnis: Die erste Gruppe Mäuse wurde dick und krank, die zweite Gruppe blieb schlank und gesund und schaffte im Laufrad doppelt so viele Runden.

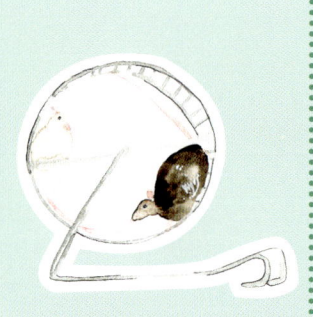

Die positiven Auswirkungen sind bislang vor allem durch Tierstudien belegt. Hier wurden u.a. folgende Effekte festgestellt:

- Gewichtsreduktion (langsam, aber dafür stetig)
- gesteigerte Lebenserwartung
- verjüngender Effekt auf den Organismus
- Senkung des Blutdrucks
- vermindertes Risiko für Herz-Kreislauferkrankungen
- reduziertes Tumorwachstum und höhere Überlebenszeit
- vermindertes Risiko für Diabetes mellitus Typ 2
- Stimmungsaufhellung
- Steigerung der Leistungsfähigkeit von Körper und Geist
- vermindertes Risiko für altersbedingte Erkrankungen, Vorbeugung gegen Demenz, Abschwächung von Alzheimer-Symptomen
- Steigerung der Stressresistenz

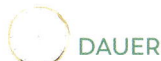

DAUER

Die Zeitspannen variieren je nach gewählter Methode – von täglich **16 Stunden** ohne Nahrungsaufnahme bis hin zu zwei ganzen Tagen pro Woche ist alles möglich.

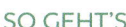

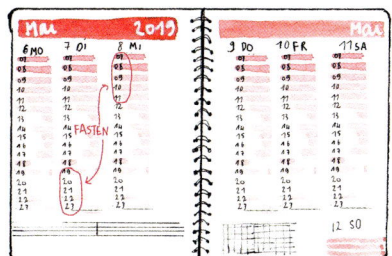

Generell kann zwischen täglichen Esspausen und ganzen Fastentagen gewählt werden. Das Prinzip ist immer gleich: Während einer festgelegten Zeit wird auf Nahrung verzichtet, den Rest des Tages bzw. der Woche wird normal gegessen, aber nicht übermäßig viel. In den Fastenphasen sind in der Regel nur Wasser, ungesüßter Tee und in Maßen schwarzer Kaffee (ohne Milch und Zucker) erlaubt.

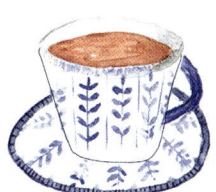

Bei der **16:8-Methode** wird innerhalb von 24 Stunden 16 Stunden lang auf Nahrung verzichtet und 8 Stunden lang gegessen. Dies lässt sich bereits durch das Weglassen des Abendessens oder des Frühstücks („Dinner-Cancelling" bzw.

„Breakfast-Cancelling") erreichen. Nehmen Sie beispielsweise um 18 Uhr das Abendessen ein, dürfen Sie am nächsten Morgen um 10 Uhr frühstücken – auf diese Weise entsteht eine Nahrungspause von 16 Stunden. Durch die automatische nächtliche „Fastenperiode" fällt es den meisten Menschen nicht schwer, sich an diese Variante zu gewöhnen: Der Großteil des Fastens wird verschlafen.

Erfahrene Faster können das Fasten-Zeitfenster ausdehnen auf 18 oder sogar 20 Stunden pro Tag ohne Nahrungsaufnahme. Im letzteren Fall spricht man von der **20:4-Methode.** Das Zeitfenster von 4 Stunden für die Nahrungsaufnahme findet dabei meist in den frühen Abendstunden statt. Diese Methode wird auch Krieger-Diät genannt und ist inspiriert von alten Kriegervölkern wie den Römern oder den Spartanern, die oftmals alle Mahlzeiten des Tages erst am Abend nach einer Schlacht zu sich nahmen.

Bei der **5:2-Methode,** die von dem britischen Wissenschafts- und Medizinjournalisten Dr. Michael Mosley entwickelt wurde, darf an fünf Tagen pro Woche normal gegessen werden, während an zwei Tagen maximal 500 Kalorien (Frauen) bzw. 600 Kalorien (Männer) aufgenommen werden dürfen.

Die beiden Fastentage
- sollten nicht aufeinander folgen, da es den meisten Menschen so leichter fällt, die Nahrungszufuhr stark einzuschränken;
- müssen nicht jede Woche die gleichen Tage sein;
- sollten stets Tage mit wenig Stress und ausreichend Zeit für Ruhepausen sein;
- sollten z. B. von 14 Uhr bis 14 Uhr dauern, nicht von Schlafengehen bis Schlafengehen: So kann die Nahrungseinschränkung mit einem normalen Mittagessen am ersten Tag und einem regulären Abendessen am Folgetag begleitet werden.

Es empfiehlt sich, die erlaubten Kalorien an den Fastentagen nicht auf einmal aufzunehmen, z. B. zum Frühstück, sondern sie über den Tag zu verteilen, z. B. über ein kleines Frühstück und ein kleines Abendessen möglichst aus proteinreichen Lebensmitteln mit niedrigem glykämischen Index.

Bei der Variante der **6:1-Methode** wird nur an einem Tag pro Woche auf diese Weise gefastet.

Jeden zweiten Tag zu fasten, steht bei der **1:1-Methode** auf dem Plan, auch alternierendes Fasten genannt. Die Fastenperiode kann dabei je nach Belieben nach dem Abendessen, nach dem Frühstück oder nach dem Mittagessen beginnen. Diese Methode erfordert am meisten Disziplin, denn es besteht die Gefahr, dass es an den Tagen mit Nahrungsaufnahme zu einer Art Völlerei kommt. Bei einer milderen Variante sind daher an den Fastentagen wie bei der 5:2-Methode 500 Kalorien (Frauen) bzw. 600 Kalorien (Männer) erlaubt, die jedoch in einer Mahlzeit aufgenommen werden sollen, meist zum Mittagessen.

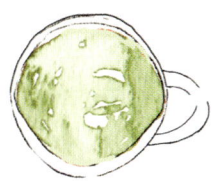

Durchhalten lohnt sich: Der Körper braucht etwa zwei Wochen, um sich an das Intervallfasten zu gewöhnen – dann ist das Hungergefühl weg und Sie können problemlos über die Zeitspanne, die Sie sich vorgenommen haben, auf Nahrung verzichten. Während der Gewöhnungsphase sollten Sie intensive körperliche Belastungen vermeiden.

Danach kann Intervallfasten als eine langfristige Ernährungsweise in den Alltag integriert werden. Ein bis zwei Tage pro Woche genügen, um das Gewicht zu halten; wer abnehmen möchte, plant mehr Tage ein. An den anderen Tagen sollte darauf geachtet werden, drei Hauptmahlzeiten mit vier- bis fünfstündigen Pausen dazwischen einzunehmen und Zwischenmahlzeiten zu vermeiden.

FASTEN-IMITIERENDE DIÄT

GRUNDPRINZIP

Die Fasten-imitierende Diät (engl. *Fasting Mimicking Diet,* FMD) wurde erfunden von Prof. Dr. Valter Longo (*1967), Professor für Gerontologie und Biowissenschaften an der University of Southern California in Los Angeles und einer der weltweit führenden Wissenschaftler auf dem Gebiet der Alternsforschung. Dabei täuscht man dem Organismus eine strenge Form des Fastens vor, indem man die Kalorienzufuhr fünf Tage lang stark reduziert, jedoch ohne vollständig auf Nahrung zu verzichten. Es handelt sich also um eine **Scheinfasten-Diät,** die in Tierstudien schon zu erstaunlichen Ergebnissen geführt hat. Erste Studien an Menschen scheinen dies zu bestätigen.

ZIEL UND WIRKUNG

Ziel ist es, den Körper bei (reduzierter) Nahrungsaufnahme von den positiven Effekten des Fastens profitieren zu lassen, also etwa den Prozess der Autophagie (s. S. 18) anzustoßen, den Organismus zu verjüngen und Tumoren, Diabetes, Alzheimer und anderen neurodegenerativen Erkrankungen vorzubeugen. Die Scheinfasten-Diät soll zudem den **Alterungsprozess beeinflussen** und ein gesundes, langes Leben fördern.

DAUER

Gesunden Menschen wird empfohlen, die **fünf Tage** dauernde Diät etwa zwei- bis dreimal im Jahr einzuplanen. Wer unter hohem Blutdruck oder Übergewicht leidet, kann auch monatlich scheinfasten.

SO GEHT'S

Am ersten Tag dürfen 1100 Kalorien aufgenommen werden, an den vier übrigen Tagen nur noch 800 Kalorien, immer in Form von

- komplexen Kohlenhydraten, beispielsweise Gemüse wie Brokkoli, Karotten, Tomaten, Kürbis, Pilze etc.,
- gesunden Fetten aus Nüssen, Nussriegeln und Olivenöl,
- pflanzlichen Proteinen, etwa aus Hülsenfrüchten.

Ergänzt wird die Ernährung durch ein Multivitamin- bzw. Mineralstoffpräparat sowie ein spezielles Omega-3-/Omega-6-Ergänzungsmittel.

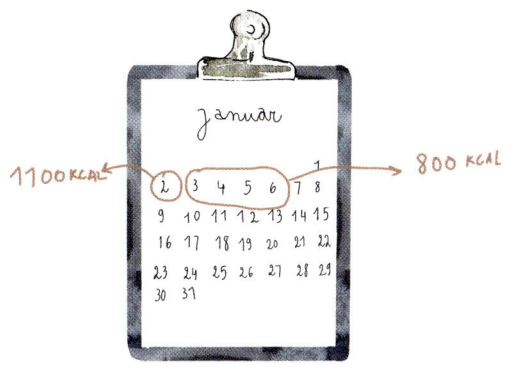

Die erlaubten Lebensmittel soll man ent-
weder auf **drei Hauptmahlzeiten** verteilen oder auf zwei Hauptmahlzeiten und
einen Snack. Dazu gibt es Wasser und
ungesüßte Kräutertees. Schwarzer Kaffee oder Tee sind in Maßen erlaubt.

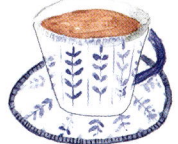

Für den schnellen Einstieg in die Fasten-imitierende Diät kann
man eine von Longo entwickelte „Fasten-Kiste" bestellen, bestückt
mit Tütensuppen, Oliven, Nussriegeln, Tee und Öl. Für jeden der
fünf Diättage wird hieraus die jeweils passende Ration zusam-
mengestellt. Der Erlös aus den Kistenverkäufen fließt in Longos
Forschungsprojekte.

Neben FMD hat Longo auch noch eine Ernährungsform entwickelt, die Gesunde das ganze Jahr über anwenden können, und
zwar ein Leben lang: die sogenannte Long-Vitae-Diät. Man isst
dabei vorwiegend vegan bzw. pescetarisch, proteinarm und möglichst zuckerfrei. Diese Ernährung soll ein langes, gesundes Leben
unterstützen und die Risiken für Zivilisationserkrankungen sowie
Krebs senken.

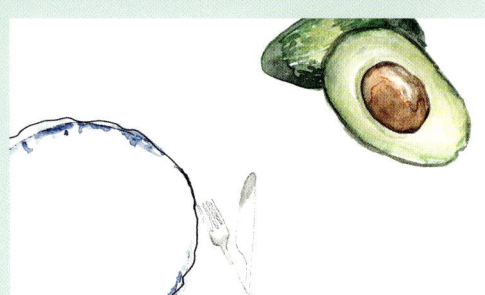
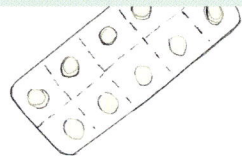
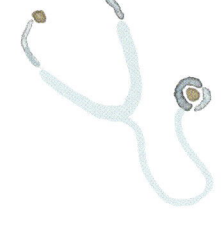

ÜBER DIE AUTORIN

Kathrin Dücker ist zertifizierte ganzheitliche Ernährungsberaterin und Autorin. Sie lebt mit ihrer Familie in München und stellte 2012 ihre Ernährung aus gesundheitlichen Gründen um. Seither beschäftigt sie sich intensiv mit dem Thema "Gesunde Ernährung" und stellte fest, wie viel besser es ihr ohne tierische Produkte, schlechte Fette, Fertigprodukte und weißen Haushaltszucker geht. Dieses Wissen teilt sie auch auf ihrem Blog **www.lemonsforlunch.com,** außerdem macht Kathrin sich gerade als Ernährungsberaterin selbständig.

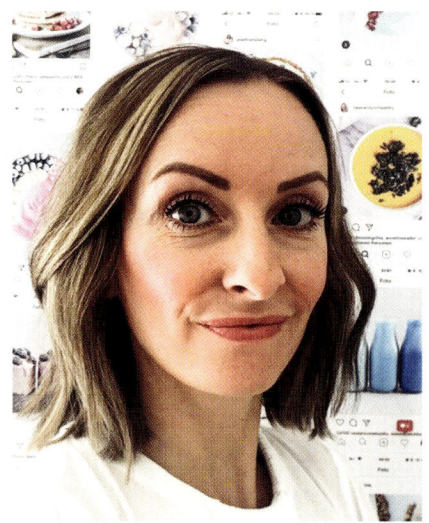

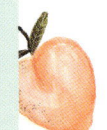
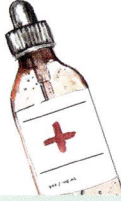
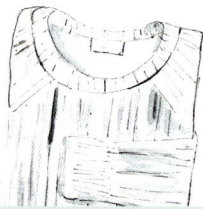
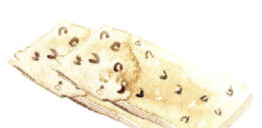
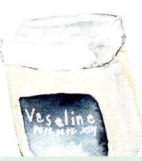

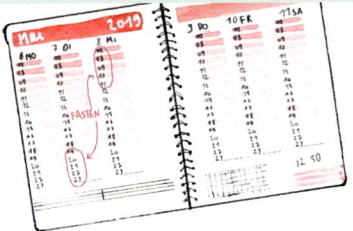

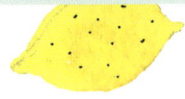
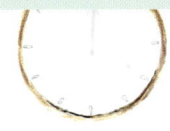
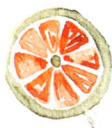

ÜBER DIE ILLUSTRATORIN

Isabelle Vandeplassche liebt es, Tiere, Pflanzen und Menschen zu illustrieren. All ihre Illustrationen sind handgefertigte Aquarelle, inspiriert von der Natur und ihren Reisen. In Belgien aufgewachsen, lebt sie heute in der Nähe von Dortmund und bietet in ihrem Etsy-Shop belliesartboutique ihre Illustrationen zum Kauf an. Einen Blick in ihre tägliche Arbeit kann man auf Instagram werfen: @belliesartboutique.

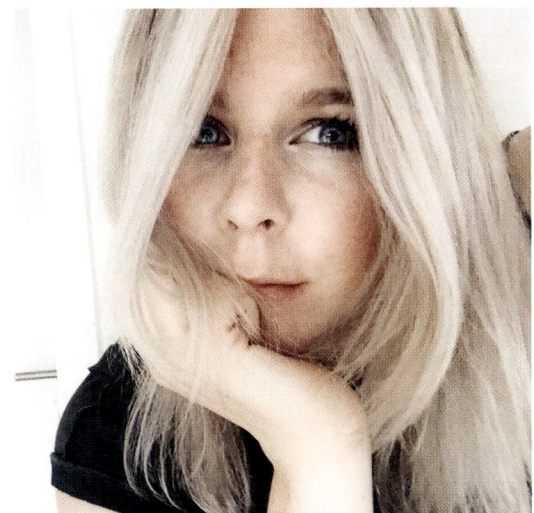

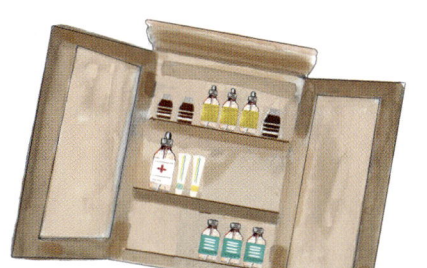
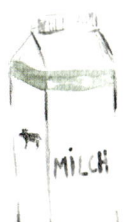
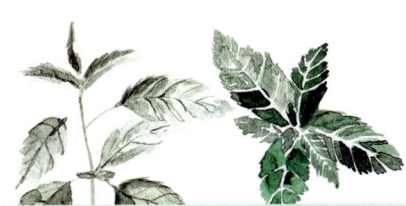
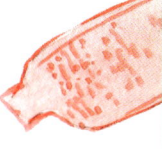

Buchempfehlungen für Sie

DIE NEUE REIHE: WISSENSWERT – WERTVOLL – VOLL IM TREND

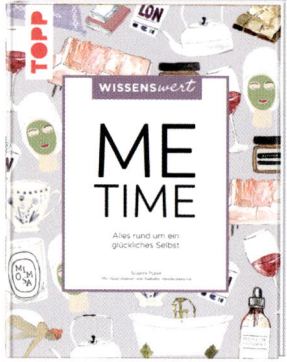

ISBN 978-3-7724-7485-9

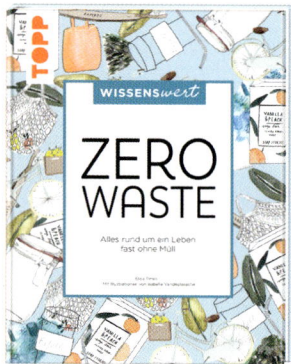

ISBN 978-3-7724-7486-6

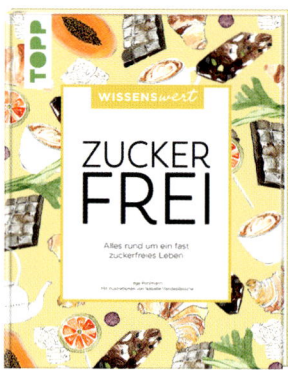

ISBN 978-3-7724-7487-3

Weitere Ideen zum Selbermachen gesucht?

Lieblingsstücke von einfach bis einfach genial finden Sie bei TOPP! Lassen Sie sich auf unserer Verlagswebsite, per Newsletter oder in den sozialen Netzwerken von unserer Vielfalt inspirieren!

Website

Verlockend: Welcher Kreativratgeber soll es für Sie sein? Schauen Sie doch auf **www.TOPP-kreativ.de** vorbei & stöbern Sie durch die neusten Hits der Saison!

TOPP-Autoren

Sie wollen wissen, wer die „Macher" unserer Bücher sind? Wer Ihnen nützliche Tipps &Tricks gibt? Auf **www.TOPP-kreativ.de/Autor** warten jede Menge spannender Infos zum jeweiligen Autor auf Sie. Finden Sie heraus, welches Gesicht hinter Ihrem Lieblingsbuch steckt!

Facebook

Werden Sie Teil unserer Community & erhalten Sie brandaktuelle Informationen rund ums Handarbeiten auf **www.Facebook.com/Mitstrickzentrale** Wer sich für Basteln, Bauen, Verzieren & Dekorieren interessiert, ist auf **www.Facebook.com/Bastelzentrale** genau richtig!

Pinterest

Sie sind auf der Jagd nach den neusten Trends? Sie suchen die besten Kniffe? Die schönsten DIY-Ideen? All' das & noch vieles mehr gibt es von TOPP auf **www.Pinterest.com/Frechverlag**

Newsletter

Bunt, fröhlich & überraschend: Das ist der TOPP-Newsletter! Melden Sie sich unter: **www.TOPP-kreativ.de/Newsletter** an & wir halten Sie regelmäßig mit Tipps & Inspirationen über Ihr Lieblings hobby auf dem Laufenden!

Extras zum Download in der Digitalen Bibliothek

Viele unserer Bücher enthalten digitale Extras: Tutorial-Videos, Vorlagen zum Downloaden, Printables & vieles mehr. Dieses Buch auch? Dann schauen Sie im Impressum des Buches nach. Sofern ein Freischaltcode dort abgebildet ist, geben Sie diesen unter **www.TOPP-kreativ.de/DigiBib** ein. Nach erfolgreicher Registrierung erhalten Sie Zugang zur digitalen Bibliothek & können sofort loslegen.

YouTube

Sie wollen eine ganz neue Technik ausprobieren? Sie arbeiten an einem spannenden Projekt, aber wissen nicht weiter? Unsere Tutorials, Werbetrailer, Interviews & Making Of's auf **www.YouTube.com/Frechverlag** helfen Ihnen garantiert dabei, den passenden Ratgeber von TOPP zu finden.

Instagram

Sie sind auf Instagram unterwegs? Super, TOPP auch. Folgen Sie uns! Sie finden uns auf **www.Instagram.com/Frechverlag** Möchten Sie uns an Ihrem Lieblingsprojekt teilhaben lassen? Am besten posten Sie gleich ein Foto mit dem Hashtag **#frechverlag** & wir stellen Ihr Werk gerne unserer Community vor – yeah!

lles in einer Hand gibt's hier:

Kreativ-Bücher finden Sie auf www.TOPP-kreativ.de

IMPRESSUM

TEXTE: Kathrin Dücker
ILLUSTRATIONEN: Isabelle Vandeplassche (belliesartboutique)
PRODUKTMANAGEMENT: Stephanie Iber und Janina Vogel
LEKTORAT: Stephanie Iber
LAYOUT: Eva Grimme, Tatjana Ströber
HERSTELLUNG UND SATZ: Eva Grimme
DRUCK UND BINDUNG: PNB Print Ltd, Lettland

1. Auflage 2019
© 2019 frechverlag GmbH, Turbinenstraße 7, 70499 Stuttgart
ISBN 978-3-7724-7484-2 · Best.-Nr. 7484